LE
GUIDE DE LA SANTÉ

ET LES

STATIONS BALNÉAIRES DE BELGIQUE

PAR LE

Docteur J. VINDEVOGEL,

Médecin consultant, à Bruxelles, et à Ostende, dans la saison des bains.

> La science qui a pour objet la macro-
> biotique ou l'art de prolonger la vie ne
> doit pas être le privilége du petit nombre,
> mais un domaine accessible au public : sa
> diffusion est un besoin social.
>
> L'AUTEUR

Prix : 2 Francs.

BRUXELLES

LIBRAIRIE DE *L'OFFICE DE PUBLICITÉ*
rue de la Madeleine, 80

LE GUIDE DE LA SANTÉ

et les Stations balnéaires de Belgique.

LE
GUIDE DE LA SANTÉ

ET LES

STATIONS BALNÉAIRES DE BELGIQUE

PAR LE

Docteur J. VINDEVOGEL,

Médecin consultant, à Bruxelles, et à Ostende, dans la saison des bains.

> La science qui a pour objet la macro-
> biotique ou l'art de prolonger la vie ne
> doit pas être le privilége du petit nombre,
> mais un domaine accessible au public : sa
> diffusion est un besoin social.
>
> L'AUTEUR.

BRUXELLES

IMPRIMERIE ET LITHOGRAPHIE TH. LOMBAERTS

rue Montagne des Aveugles, 7.

—

1882

PROLOGUE.

Lecteur, qui que vous soyez, que les grandeurs de la terre attirent sur vous les regards
de la foule, que le Pactole roule à vos pieds
ses flots dorés et vous procure cette noblesse
qui éblouit le monde ou que, relégué dans une
humble médiocrité, vous passiez inaperçu au
milieu de la multitude, peu m'importe; vous
êtes un être raisonnable et notre destinée est
commune. Nous sommes frères et nous nous
devons aide et assistance. C'est dans cet esprit
de charité et de fraternité que je vous salue et
que je fais appel à vos loisirs dans le dessein
de les occuper utilement pour vous.

Je le sais : il est deux catégories de gens
qu'on rencontre dans la saison des bains aux
bords du littoral et dans les stations sanitaires.

1.

Nous voici à Ostende. Observez ce monde ; étudiez ses allures et vous conclurez avec moi.

Les uns n'entendent que se donner les distractions et les agréments du voyage et prendre des vacances sans renoncer aux plaisirs et aux séductions d'une civilisation raffinée qui s'ingénie à faire d'une station balnéaire une vaste salle de spectacles diversément attrayants. A ceux-là il faut la vie, toutes brides abattues. Ostende leur offrira ce qu'ils recherchent. Sa magnifique plage, son excellent service de balnéation, les excursions en mer, les promenades à pied ou à dos d'âne le long des dunes, son air pur et salubre, embaumé des émanations bienfaisantes qui s'élèvent du sein de l'Océan, ses riches cafés et hôtels, tout y concourt ou à prodiguer les ressources de l'hygiène ou à solliciter l'appétence des gourmets les plus exigeants Les *dilettanti* de l'art divin d'Orphéon trouveront à faire ici une ample moisson des charmes de la vocalisation humaine dont les échos passionnés s'entre-croisent avec les flots harmonieux que les phalanges artistiques du pays et de l'étranger envoient se briser sur les lames de l'Océan, y faisant pénétrer ce feu divin qui réchauffe et enivre un essaim de baigneurs adonnés aux exercices salutaires de la natation. Les fêtes y succèdent aux fêtes et se suivent sans relâche aux abords et dans les salons éblouissants de ce splendide palais qui a nom de Kursaal. Des communications faciles et rapides relient Ostende à la capitale et permettent de varier les jouissances de la vie; ce qui ne constitue pas un des moindres agréments d'une vie de plaisirs et prévient l'ennui que crée trop souvent l'uniformité. Tout ici concourt à faire de notre station marine une Capoue moderne et y sollicite l'affluence du high-life et du monde fortuné. A ceux-là nous dirons : donnez-vous en à cœur joie et au revoir! Mais à côté de ce monde aux allures gaies et parfois turbulentes, il est une autre catégorie de voyageurs qui viennent s'y reposer d'une vie de fatigues et d'obsessions continuelles, demander à l'air de la mer des forces nouvelles et les grandes inspirations, y faire, comme on dit, une *cure d'eau*. Ceux-ci viennent se livrer à la chasse, non des plaisirs et des voluptés, mais de la vigueur et de la santé. Ces hôtes-là nous intéressent particulièrement et c'est à eux spécialement que sont dédiées ces pages.

Qu'ils soient les bienvenus et puissent-ils retourner au foyer de la famille avec un regain de vitalité et de forces qui leur permettent de reprendre avec vigueur les occupations d'une vie affairée ou de couler au milieu des leurs des jours sereins, à l'abri des tourmentes de la maladie et des infirmités physiques. Les bienfaits assurés d'un séjour au littoral nous sont une garantie de leur retour aux saisons prochaines.

Toutefois, rentrés dans leurs foyers, nos hôtes d'une saison d'été ne doivent pas être exposés à perdre les bénéfices d'une cure aux stations balnéaires. La consolidation de la santé est l'œuvre de tous les jours. *Vita hominis militia* et dans ce *struggle for life* il ne peut y avoir ni trêve ni repos. Notre sollicitude pour la santé de nos frères souffrants les suivra donc partout. Cette considération justifie l'exposé des préceptes généraux de l'hygiène et du régime de vie, objet de la première partie de ce Guide de la santé. Nous y exposons brièvement, dans un premier chapitre, la question hygiénique au point de vue général embrassant le régime de la table, le mode de se vêtir, les conditions de l'habitation et du logement, le choix des professions et les pratiques hydrothérapiques. Le second chapitre s'adresse spécialement aux poitrinaires, aux personnes à constitution débile et prédisposées aux affections dissolvantes. Il expose, après le traitement préventif, le traitement médical et restauratif de la constitution affaiblie et s'occupe ensuite du traitement hygiénique. Ce chapitre vise la réforme des constitutions. Quant au traitement des maladies confirmées chez les personnes débiles, il y a lieu d'adresser ces malades aux conseils d'un médecin éclairé et nous devons nous contenter de signaler nos ouvrages spéciaux sur la matière. Le développement médical de pareille situation ne doit pas être jeté en pâture au public qui n'y verrait que du feu.

La seconde partie de ce volume traite du cadre des affections qu'un séjour aux stations balnéaires de la Belgique influence favorablement. Nous ferons avec le lecteur le voyage aux bords de la mer, à Court-Saint-Etienne, dans le Brabant, presque aux portes de Bruxelles, et à la coquette ville de Spa, cette perles des stations sanitaires.

L'indication des diverses sources minérales

et des sanatoriums de l'Europe clôturera le volume.

Si, dans un ouvrage qui embrasse un cadre aussi vaste, nous n'avons pu nous empêcher de revenir par-ci par-là sur des conseils et des enseignements hygiéniques déjà exposés dans d'autres chapitres, le lecteur se souviendra du proverbe : *bis repetita placent*, et nous pardonnera des redites qui offrent un haut intérêt au point de vue spécial auquel nous nous mettons et qui vise la direction sanitaire de nos clients. A défaut de pareille justification, nous nous prévaudrions de la brillante éducation que doivent avoir reçue nos lecteurs pour nous dérober à une critique malveillante. Le lecteur suppléera donc à notre insuffisance et ne tiendra note que de nos bonnes intentions et des efforts sérieux que nous avons dépensés dans le but de nous rendre utile et d'indiquer la voie pratique à suivre pour amener la réforme des constitutions viciées ou affaiblies.

Dr J. Vindevogel.

CHAPITRE II

DU RÉGIME DE LA TABLE.

Il est un dicton qui affirme que *l'appétit est la meilleure des sauces*. C'est là une vérité qui n'a pas besoin de démonstration. Avant donc que de prescrire un régime substantiel ou léger et de dresser un menu, il faut consulter les dispositions de l'estomac et vous assurer de son fonctionnement. Rien de si nécessaire que l'appétence et il est indispensable de la provoquer.

L'inertie digestive sera levée par les moyens hygiéniques et par le recours aux agents toniques et eupeptiques. L'exercice à l'air libre, la gymnastique pratiquée avec mesure et méthode, la vie des champs et ses travaux agricoles suffiront bien souvent à réveiller l'appétit.

Parmi les agents médicinaux, dits *eupeptiques* parce qu'ils favorisent la digestion, signalons les chlorures et spécialement le chlorure de sodium appelé vulgairement *sel de cuisine*; l'acide chlor-hydrique dilué, à la dose de 2 à 4 gouttes dans un verre d'eau, et les végétaux amers, tels que le quassia, la gentiane, le quinquina et la noix vomique.

Les plus actifs des toniques amers se trouvent associés aux ferrugineux dans la *pilule hématogène* et il suffira le plus souvent de recourir à son emploi pour favoriser le travail digestif et activer les fonctions de l'organisme.

Parmi les préparations amères, il y a le choix: une infusion de quassia, de gentiane, de colombo, de petite centaurée; soit de 5 à 8 grammes par jour dans une à deux pintes d'eau à boire dans la journée. La teinture d'huxam, une à deux cuillerées à café dans un verre d'eau, est encore un excellent tonique.

Pour ceux qui ne supportent pas bien l'amertume de ces préparations, on peut ordonner des pilules. On se présente à la pharmacie et on fait exécuter la prescription suivante :

    Pr. Extrait alcoolique de noix vomique   25 centig.
        Extrait de quassia . . . . . .   3 grammes
        Poudre de gentiane. . . . . .   q. s.
    M. faites 50 pilules : 4 à 8 à prendre dans la journée.

Il est plus commode de prendre les granules Berthiot dont nous avons formulé la recette qui s'écrit:

    R. Sulfate de strychnine . . . . .   1/2 milligramme.
       Quassine   5   —
On en prend de 5 à 8 par jour.

On peut aussi mâcher de la rhubarbe ou quelques feuilles de coca enroulées et disposées en pelotte qu'on mâche à l'instar de ce qu'on appelle, en style d'argot, une *chique*. Les estomacs impressionnables s'en trouvent bien.

Si l'estomac était fort somnolent, on prendrait son recours aux digestifs artificiellement extraits du suc stomacal des animaux : telle est la pepsine, telle encore la pancréatine et surtout la lactopeptine Richards, qu'on trouve dans toutes les bonnes pharmacies.

Muni d'un flacon de lactopeptine Richards, d'un petit flacon d'acide chlorhydrique et d'une bouteille de sirop d'écorces d'oranges, on prendra à chaque repas un digestif artficiel composé d'une prise de 0,50 à 1 gramme de pepsine noyée, avec deux gouttes d'acide chlorhydrique, dans une cuillerée de sirop d'écorces d'oranges. On a soin d'étendre d'eau ce mélange extemporanément préparé et de l'incorporer par petites gorgées avec les aliments. Dans les cas les plus fréquents il suffira de mélanger simplement la lactopeptine aux aliments.

Pour peu que l'estomac ait secoué sa torpeur, il suffira de s'en tenir exclusivement à l'usage des *pilules hématogènes* (1), de 3 à 5 par jour, aux repas.

(1) La formule de ces pilules préparées sur nos indications par la pharmacie anglaise Delacre à Bruxelles, et déposées dans les pharmacies, repose sur l'association du fer et des toniques amers avec une dose minime de l'agent oxyhémiant du sang, la métalloïde de Dioscoride. Elles sont indispensables dans le traitement de toutes les affections du sang, dès qu'il y a affaiblissement.

Inutile d'ajouter que s'il y a dystrophie avec émaciation, tendance à la scrofulose et au rachitisme, prédisposition à la phtisie et à la tuberculose, on devra renforcer l'action des pilules par l'absorption de deux à trois cuillerées d'une *mixture nutritive reconstituante*; à base phosphatée et oléagineuse. Le sirop aux hypophosphites Fellows et l'huile de foie de morue répondent à cette indication, de même que les globules aux hypophossphites de Berthiot.

Quant au régime alimentaire, il y a lieu de tenir compte des aptitudes digestives, des goûts particuliers et des préférences individuelles. Les mets préférés sont généralement ceux qui digèrent le mieux et dont l'organisme profite davantage. Signalons les substances les plus nutritives : le bœuf saignant, le mouton, le veau, le gibier et la volaille, le poisson, les œufs, le lait, le fromage et le chocolat.

Le pain doit être fait de froment pur et dépouillé du son, bien cuit et rassis.

Les légumes doivent être cuits ou étuvés. Crus, ils sont le plus souvent indigestes et tourmentent l'estomac et les fonctions digestives. — La même remarque est applicable aux fruits dont on usera avec modération, limitant la consommation aux raisins mûrs, aux pêches et aux abricots, aux melons et aux ananas. Les pommes et les poires seront servies en compote, en compagnie d'un plat de viande.

Dans tout régime il faut éviter l'uniformité. Les changements de mets renouvellent l'appétit et provoquent à la consommation. Il peut être utile ou nécessaire de modifier essentiellement le régime culinaire et de faire faire une cure au raisin ou au lait : de préférence cette dernière. On prescrit de 2 à 4 litres de lait par jour et dans les cas de dévoiement ou de diarrhée, on coupe le lait avec de l'eau de chaux. A cet effet on éteint de la chaux vive dans de l'eau pure, on laisse reposer et on décante le liquide qui surnage. A une tasse de lait sucré on ajoute une cuillerée de cette eau, trois, quatre ou cinq fois par jour. Si ce traitement lacté à l'eau de chaux ne réduit pas la diarrhée, il sera toujours temps de recourir à la médication pharmaceutique.

Semons encore quelques conseils dont l'importance ne doit pas nous échapper. Tel est celui qui consiste à fractionner les repas, à les multiplier à l'effet d'éviter la surcharge de l'estomac. Mangeons en quatre fois ce qu'en d'autres époques nous mangerions en deux fois. — Tel encore cet autre conseil de bien diviser et mâcher les aliments avant de les avaler. Qu'on y prenne garde. Rien n'expose aux indigestions, aux pesanteurs d'estomac et aux dyspepsies comme l'oubli de diviser et d'humecter de la salive les matériaux alibiles. — Enfin on proscrira, d'une façon absolue, tout travail de tête, toute lecture et toute étude après les repas, de même qu'on évitera toute émotion et tout effort. On n'ira jamais se coucher après manger et le mieux est de se distraire en se livrant à une promenade au jardin, dans un parc ou à la campagne. Dans tout acte digestif il y a afflux de sang vers les intestins. Ce flux salutaire demande à être respecté et il serait dangereux de le révulser à la tête ou à d'autres organes du corps.

Voilà pour le régime de la table et l'hygiène de la digestion. Si nous entrons dans des détails à ce sujet, c'est parce que nous apprécions à sa haute valeur l'intervention des fonctions digestives dans la réforme des constitutions et que nous savons, par expérience, de quelle importance se trouve être l'observation de ces moindres prescriptions. En cette matière il n'y a rien de futile et tout doit être sagement réglé.

S'il se déclarait des aigreurs, des états glaireux, visqueux, des renvois et des retours de bile ou d'acidités, on y opposerait les bicarbonates alcalins à la dose de 0,50 à 1 gramme par jour en paquets de 25 *centig*. Les eaux de Vichy, d'Ems, de Carlsbad et surtout les eaux de la Reine de Vals, légèrement alcalines et ferrugineuses et à traces de lithine, sont indiquées dans ces cas, pourvu qu'on en use avec modération et sans dépasser la dose de un gramme à un gramme cinquante centigrammes de substance alcaline, soit une bouteille d'eau de la Reine de Vals par jour, avec les repas. Cette observation est extrêmement importante, car l'abus de ces eaux alcalines, surtout des eaux riches en alcalins, accentue le dépérissement et la cachexie organique. Il est presque indispensable de terminer la cure alcaline par une cure ferrugineuse. Si donc la position de fortune le permet, on ira achever la cure aux eaux de Spa, la coquette et délicieuse ville de bains où la nature et l'industrie humaine se sont donné la main pour semer à flots les charmes enchanteurs de la vie de villégiature. Ostende, Blankenberghe et le littoral de la mer du Nord offrent, dans le cœur de l'été, en juillet-août et jusqu'à mi-septembre, un séjour aussi salutaire qu'agréable et n'ont rien à envier aux stations les plus réputées, grâce aux bains de mer et à l'atmosphère vivifiante de la plus belle plage du monde, non moins qu'à la réduction de la température qui permet les exercices hygiéniques, tout au moins le long de la plage.

DES VÊTEMENTS.

Règle générale, les habillements ont pour mission de conserver au corps sa température normale. Jamais, au grand jamais on ne tolérera qu'ils atteignent ce but au détriment de la motilité, de la liberté des mouvements du corps.

Au risque de blesser la coquetterie et de nous heurter contre ce despote qu'on appelle *la mode*, nous proscrivons et ces habits lourds qui escamotent le corps et ces corsets qui étranglent la poitrine et immobilisent le buste, non moins que ces nudités qui flattent la sensualité et mettent à l'épreuve tant la santé que la vertu.

Que ceux qui sont bien portants, forts et vigoureux, s'imposent quelques pénitences et se permettent quelques caprices, soit. Nous n'écrivons pas pour eux. Mais que des malades, des gens affaiblis, des poitrinaires s'étranglent ou s'étouffent, eux qui ont besoin de respirer vigoureusement et de se mouvoir avec agilité, c'est ce que nous ne pouvons tolérer. Nous ne faisons appel qu'à ceux qui ont la volonté de s'émanciper et de secouer le joug de la mode et de la coquetterie. Les autres, les faibles et les gens sans cœur, sans énergie, nous n'avons qu'à faire d'eux et désespérons de pouvoir servir la cause de leur santé.

Médecin hygiéniste, nous savons que si nous avons à garantir le corps contre les déperditions trop rapides de calorique, nous n'avons pas moins à assurer pleine et entière liberté aux mouvements de l'organisme. Donner la liberté aux organes de se mouvoir et assurer leur jeu régulier, permettre à la peau de respirer et d'évacuer les produits de la sécrétion cutanée et garantir ainsi l'accomplissement d'une des fonctions épuratrices des plus importantes, empêcher le rayonnement de spolier d'une façon compromettante le foyer de la caloricité entretenu par la combustion organique, c'est là la mission des vêtements.

Il ne sera peut-être pas inutile d'entrer, à ce sujet, dans quelques explications.

Il est bon de se rappeler que le rayonnement est la tendance que manifestent tous les corps à prendre, dans un milieu déterminé, le même degré de chaleur ; les corps plus chauds cèdent aux corps moins chauds une somme de calorique jusqu'à production de l'équilibre. Cette circulation de calorique d'un corps à un autre constitue le rayonnement.

Or, le corps de l'homme chauffé constamment

au même niveau de température, celle-ci répondant à 37° c., doit incessamment dégager de la chaleur. Plus le milieu dans lequel il vit est froid, et plus la perte est accentuée. Le travail ou l'activité des organes elle-même constitue une cause de spoliation. Pour faire face à cette dépense, l'organisme brûle des substances organiques, il se consume en un mot, et cette combustion, qui est le résultat de la fixation de l'oxygène de l'air respiré sur la trame organique, est accompagnée d'un dégagement continu de calorique qui s'irradie dans l'organisme et en dehors de lui. Il y a une relation constante entre la production et la perte qui se balancent, sinon le corps pâtit. L'exagération de la combustion constitue la fièvre. La diminution rend frileux, engourdit, fait baisser l'activité vitale.

La science physiologique a calculé par des procédés mathématiquement exacts que l'homme du poids de 65 kilogr. brûle en 24 heures une quantité d'hydrogène et de carbone — parties intégrantes de ses tissus — dont l'oxydation fournit 2458 calories ou unités de chaleur. Pour vous donner une idée de ce que c'est que cette somme de calorique, supposez une marmite contenant 24 litres et 58 centilitres de glace fondue ou de l'eau à 0° c. et soumettez-la à l'action du feu jusqu'à ébullition du contenu liquide, soit 100° c. : la somme de chaleur nécessaire à cette opération est précisément celle que nous produisons et que nous dépensons en 24 heures.

Qu'à cela ne tienne, la vie n'est-elle pas le mouvement et ne faut-il pas que celui-ci suive son cours? Prenons donc bien garde de le contrarier et, sous prétexte de nous dérober au froid et au rayonnement, n'allons pas nous emmurailler six mois par an, à dessein d'économiser la substance matérielle du corps et de faire durer d'autant la manifestation de la vie dans notre organisation. Le calcul est faux et préjudiciable à la santé et à la vigueur physique. C'est, au contraire, par le mouvement et l'activité qu'il faut produire la chaleur, par l'exercice à l'air libre qu'il faut reconstituer la somme de calorique, retremper et vivifier l'organisme, fouetter la vitalité et nous aguerrir contre l'action des agents de destruction qui nous entourent de toutes parts. Telle la bravoure d'un soldat s'exalte sous l'action du feu ennemi et brille de toute sa valeur au plus fort du danger, telle la vie se manifeste avec activité au milieu de la lutte pour l'existence et se développe par l'exercice. O vous tous qu'une frêle organisation menace de dissolution, sachez donc que l'action et le mouvement sont les conditions de succès dans la lutte contre l'étiolement de l'organisme et qu'il faut chercher à développer l'activité organique dans un champ riche en oxygène, généreux en air respirable, car la vie est le mouvement, le mouvement est le résultat de la combustion et de la production de calorique; il s'ensuit inévitablement que les conditions du milieu qui favorisent largement la rencontre de l'élément comburant et du combustible doivent être recherchées. La vie en plein air, sous les rayons du soleil, sous le toit du firmament, les réalise au plus haut degré.

Il faut donc braver le froid par le mouvement et non pas en lui opposant des couches superposées de laine, de coton et de soie qui lui disputent les entrées, emprisonnent la chaleur du corps et paralysent le mouvement.

Précisons la toilette d'hiver, celle de demi-saison et celle d'été.

L'hiver on revêt un caleçon et un gilet de flanelle. Par dessus la chemise un second gilet de flanelle ou un tricot de laine. Par dessus tout un costume en drap ou en étoffe tissée de laine. Des bas en laine, doublés de chaussettes, enveloppant pieds et jambes. Comme chaussures, des souliers montants en cuir perméable et non pas en cuir de Russie imperméable; celui-ci s'oppose au dégagement des vapeurs qui s'exhalent de la peau. Le cuir imperméable expose au refroidissement, aux coliques et aux bronchites par réaction inflammatoire, et cela parce qu'il empêche l'humidité de s'évaporer. On peut utilement doubler les semelles d'une couche de liége qui, comme mauvais conducteur du calorique, s'oppose au refroidissement. Un simple foulard en soie garantira le cou et la nuque contre les coups de vent. Les personnes prédisposées aux névralgies dentaires feront bien de glisser dans le conduit de l'oreille un petit tampon de ouate et de consulter un chirurgien-dentiste pour l'entretien de la denture. Un râtelier dentaire malade, attaqué par la carie ou couvert de dépôts salins, de tartre et de déchets, expose à de sérieux inconvénients dont les plus désagréables sont la fétidité de l'haleine, les douleurs dentaires et les névralgies de la face. L'absence ou le défaut de fonctionnement des dents amène les diverses formes de dyspepsie et peut causer des gastrites rebelles que le dentiste seul pourra guérir par la pose d'un râtelier qui fonctionne normalement. Quand on sort par un froid vif, on revêtira un pardessus léger en drap, ce qu'on appelle un pardessus demi-saison ou un waterproof. Voilà une toilette qui garantira contre le froid et permettra la liberté des mouvements.

Dans les saisons de transition, au printemps et en automne, on se dépouille du pardessus et du tricot de laine ou du second gilet de flanelle. On peut aussi se défaire des chaussettes et du foulard.

Jamais, dans aucune saison, on ne se dépouillera de la camisole en flanelle, à manches complètes et non pas à demi-manches, qui recouvrira constamment le buste et les bras. Rien de si perfide que la toile à nu sur la poitrine ; les échauffements sont inévitables.

En été on peut reléguer à la garde-robe les caleçons, si l'on a soin de porter des culottes en drap ou en laine.

En voyage, il est prudent d'emporter un demi-saison et un foulard pour se garer des coups des vents perfides. Cette précaution est indispensable quand on voyage en chemin de fer et en voiture découverte. En hiver, on jettera sur les jambes une couverture de voyage.

Inutile, croyons-nous, d'insister sur le changement fréquent de linge et de flanelle. La transpiration imbibe la camisole et le caleçon; ses produits graisseux en agglutinent le tissu et rendent l'évaporation cutanée de moins en moins possible. L'intérêt hygiénique marche ici de front avec la propreté, et les poitrinaires, moins encore que les gens sains, ne sauraient se soustraire à l'action bienfaisante de la peau, ce puissant épurateur de l'organisme. Le renouvellement se fera donc au moins toutes les semaines; en un mot, autant que de besoin.

Quant à la toilette de la plus belle moitié du genre humain, les mêmes règles et les mêmes principes sont applicables dans toute leur rigueur. Nous ne pouvons qu'engager cette aimable société à sacrifier quelque chose à la santé et au bien-être physique, dût-elle, à cette fin, braver les caprices de la mode. De la flanelle sur la poitrine et des demi-caleçons de laine, tout au moins d'octobre à mai. Un peu plus de torse et un peu moins de corset, cet instrument choyé de la coquetterie qui donne à nos élégantes cette forme effilée, cette taille insaisissable sous laquelle le poumon s'asphyxie et le foie s'aplatit. Le poumon et le foie ! Ces deux grands facteurs du sang, ces foyers de l'activité organique, où la vie se régénère sans cesse ! Que de chloroses, d'anémies, d'étiolements et de phtisies à reporter sur l'usage de ces corsets, vraies camisoles de force, paralysateurs du mouvement et de la vie ! Encore, si on avait recours aux lacets élastiques pour fixer cette camisole de force imposée par la mode et la coquetterie, le mal serait atténué. Malheureusement nos magasins de mode ne possèdent pas ce genre de lacets hygiéniques et il faut s'adresser aux comptoirs du Louvre, à Paris, si l'on veut en obtenir. Allons, Mesdames, un mouvement généreux. Vous êtes capables des plus grands sacrifices et des plus nobles dévouements. Faites une concession à votre santé ; vous la ferez à l'humanité entière que vous bercez sur vos genoux et dont le sort et l'avenir sont entre vos mains. Vous puiserez dans les joies de la famille un ample dédommagement à ce petit sacrifice fait à la vanité. Souvenez-vous, pour tout dire et faire appel au plus noble de vos sentiments, que les douceurs de la maternité sont attachées au sort de vos enfants et que de leur bien-être physique, inséparable du vôtre, dépendent et le bonheur du foyer domestique et le salut des nations.

DE L'HABITATION ET DU LOGEMENT.

L'architecture devrait s'inspirer des lois de l'hygiène dans la construction des habitations. Malheureusement un capital insatiable ne vient que trop souvent faire echec à l'hygiéniste et, plus inhumain que le bandit de profession, extorquer au prolétaire, à l'artisan et au petit bourgeois, la vie avec la bourse.

C'est là une plaie sociale qui entraîne une réaction et des représailles terribles à ces moments qui signalent l'explosion de la colère du peuple et du déshérité de la fortune. L'égoïsme et la rapacité des capitalistes sans cœur et sans entrailles qui s'abandonnent sans retenue et sans pudeur au culte du veau d'or sont, pour une large part, la cause de ces déchaînements de rage et de fureur qui mettent en danger l'ordre et la propriété. Par bonheur, cette âpre soif de la possession et de la thésaurisation est tenue en échec par ces âmes généreuses qui comprennent les obligations que

leur imposent la charité et l'amour de l'humanité.
Une initiative privée intelligente, encouragée et
soutenue par l'intervention des autorités, s'est
attachée à relever le prolétariat et la classe ouvrière et s'ingénie à lui procurer les bienfaits
d'une existence dans un milieu qui lui permet
d'étouffer la convoitise et de vivre en paix au sein
des jouissances paisibles de la famille. La création
de cités ouvrières bâties d'après les lois de l'hygiène, l'apport de l'instruction qui embrasse tant
les éléments de la science que la notion des de-
voirs envers Dieu, le prochain et soi-même, assureront le relèvement de la classe ouvrière et con-
tribueront dans une large mesure à affermir la
paix et l'ordre avec le respect de la propriété. Si,
pour le moment, des dissentiments regrettables et
l'intransigeance en matière politique, ont amené
une situation trouble, et divisé la nation belge en
deux camps opposés si pas ennemis, attendons
que le bon sens qui caractérise notre nation ait
fait justice de cette exaltation malsaine et récon-
cilié les frères ennemis pour la défense de la patrie
commune et le relèvement du pays. Ainsi soit-il !
En attendant cette fraternelle réconciliation
qui est dans les vœux du Roi et de tous les vrais
patriotes, occupons-nous d'installer nos pénates
dans des logements salubres où l'air et la lumière
circulent à flots et nous assurent les douces jouissances de la vie intérieure, le bonheur du foyer
domestique.

Si le choix de l'habitation est permis, on ira vivre au contact de la nature, sous un ciel riche en air respirable et loin des miasmes énervants des grands centres de population. Quant à Bruxelles même, les quartiers les plus salubres répondent à la ville haute. De préférence on se fixera dans les quartiers richement aérés, sillonnés par des rues larges, rectilignes, où l'air et la lumière puissent circuler sans encombre, embellis par des parcs spacieux où la végétation épure l'atmospère et qui servent de réservoir public d'air respirable. Les maisons et les divers quartiers des constructions offriront avec une eau pure et abondante, un air vivifiant et illuminé des rayons solaires. A défaut de ventilateurs, on renouvellera l'air des pièces en établissant l'échange avec l'air extérieur par les portes et les fenêtres.

Comme chambres à coucher, on choisira les plus spacieuses et on se gardera bien d'en réduire le cubage en y entassant des meubles inutiles. Le luxe y cédera la place au strict confort et celui-ci sera des plus modestes. En fait d'ameublement un lit, glissé au milieu de la pièce quand on l'occupe et monté sur des roulettes qui permettent de le reculer près du mur quand on le quitte ; de cette façon on baigne, la nuit, dans une atmosphère salubre qui se renouvelle de tous côtés. Il est inutile de dire que nous condamnons les rideaux de lit qui s'opposent au renouvellement de l'air respirable et vous font inhaler un air cent fois prérespiré. Nous proscrivons les tapis qui sont des collecteurs de poussière et nous nous contentons d'une simple carpette étendue au pied du lit. L'ameublement est complété par un lavabo-commode, une table de nuit et deux chaises. Les veilleuses et les poëles en fonte, comme les foyers allumés qui projettent dans l'appartement des bouffées de fumée et des poussières irritantes qui vous suffoquent et provoquent la toux, sont supprimés. Un chauffage hygiénique consiste à dissimuler dans les murs ou sous le plancher des conduites où circule de la vapeur ou de l'air chaud.

En été, la porte de la chambre à coucher restera largement ouverte. En hiver, une fente plus ou moins discrète établira la communication de l'air extérieur avec l'air intérieur de la pièce et le lit sera glissé en dehors des courants établis.

Les couvertures en pure laine au nombre de trois en hiver, d'une en été. Rarement le chiffre de trois devra-t-il être dépassé. Sous prétexte de se chauffer, il ne faut pas s'étouffer et il est bon de se rappeler que les couvertures ne donnent pas de chaleur, mais s'opposent au rayonnement. Il suffit d'atteindre le but.

La durée moyenne du repos nocturne sera de huit heures en hiver, de sept en été. Soit de 10 heures du soir à 5 ou 6 heures du matin.

C'est au lever, au moment de faire sa toilette que nous conseillons un exercice hydrothérapique des plus salutaires et des plus efficaces contre les

3.

congestions et les fluxions de poitrine qui se résolvent souvent par une hémoptysie ou une sputation de sang. Les poitrinaires et les personnes à complexion délicate ont grandement besoin de s'aguerrir contre les atteintes du froid et d'activer l'action épuratrice de la peau. A cet effet rien de si recommandable que les ablutions de la poitrine faites quotidiennement. Aux personnes non habituées à ces lotions on permet de débuter avec de l'eau tiède pour en venir insensiblement à l'usage exclusif de l'eau fraîche.

Voici le procédé opératoire.

Dans la chambre à coucher ou dans un cabinet spécial chauffé au besoin, on se dépouille de ses vêtements, ne gardant que le pantalon. Assisté d'une personne à son service, de préférence du plus proche parent, le poitrinaire, la main armée d'une éponge ruisselante d'eau fraîche, se brosse la poitrine, les épaules et les bras, pendant que l'aide éponge la face dorsale. Ces lotions se font rapidement et ne réclament que quelques secondes; elles sont suivies de frictions sèches faites au moyen de la main gantée de flanelle ou garnie d'un morceau de laine. Ces frictions se font avec la même rapidité que les lotions et ce jusqu'à siccité et réaction cutanée : celle-ci s'accuse par la coloration de la peau. On s'habille aussitôt et pour favoriser la réaction on s'élance hors du logis, pour peu que le temps le permette, à l'effet de se livrer à quelques exercices gymnastiques ou à une promenade à travers champs ou jardins. Une pratique excellente consiste à se livrer à ce moment à la gymnastique respiratoire, c'est-à-dire à quelques mouvements respiratoires forts et étendus : inspirations et expirations vigoureuses et exagérées. L'air pénétrera ainsi dans tous les coins du parenchyme pulmonal et fouettera la vitalité de l'organe au grand bénéfice de la santé. C'est là une question d'habitude et il faut s'y être livré pour pouvoir en apprécier les résultats heureux. C'est un des grands moyens thérapeutiques des affections de poitrine et aucune excuse n'est valable, quand elle aurait pour objectif de soustraire le poitrinaire à ce salutaire exercice hydrothérapique et gymnastique.

Il convient, à côté de ces lotions quotidiennes, de prendre un bain général tous les huit jours.

On y séjourne de 5 à 10 minutes, si la température du bain est de 37 à 40° C. Il suffit d'y faire un plongeon, pendant 15 à 30 secondes, si c'est un bain froid, puis de se frictionner vivement avec de la flanelle. Des bains de pied seront pris tous les jours, si l'on est sujet aux transpirations abondantes par les pieds. Les bains froids momentanés, suivis de frictions sèches, guérissent de cette infirmité.

Les bains médicamenteux, arsénicaux, iodurés, ferrugineux, alcalins, sulfureux... ne seront administrés que sur les conseils du médecin traitant dont les patients et les clients, soucieux des intérêts de leur santé, suivront scrupuleusement les instructions. Nous rencontrerons cette forme de médication dans la seconde partie du *Guide de la Santé*.

DES PROFESSIONS.

Quelle sera de préférence la profession à assigner aux poitrinaires et aux gens faibles ?

Peter, consulté sur ce qu'il y avait à faire d'un jeune garçon héréditairement prédisposé à une affection dissolvante, répondit aux parents : *Faites-en un petit paysan.* Le professeur parisien entendait ainsi recommander la vie agreste, le développement de l'organisme en plein air, sous le toit du firmament, comme étant ce qu'il y a de plus salutaire aux poitrinaires.

Si le choix de la profession est libre, on s'attachera à celle qui rapproche davantage de la vie agricole, qui permet le plus d'exercices corporels, sollicite des déplacements et l'activité musculaire dans un milieu tonique et vivifiant. La vie sédentaire, le travail de cabinet, le métier qui réclame la position assise, le séjour dans les caves, les mines, les usines ou dans une atmosphère chargée de poussières irritantes ou de miasmes délétères, ne conviennent à personne ; nous laissons à penser combien peu les professions dans de tels milieux s'adaptent aux exigences de la santé de gens affaiblis, de personnes délicates, prédisposées aux affections dissolvantes ou poitrinaires de naissance.

Pour ceux qui n'ont pas la liberté du choix, qui sont astreints à la vie de bureau, à végéter sur place, qu'ils évitent soigneusement de courber la poitrine sur le pupitre et qu'ils écrivent debout ou dans une position assise qui permette à la poitrine de développer tous ses diamètres. Le banc ou le pupitre doit être mobile pour se régler sur les exigences de la stature du buraliste et celui-ci ne peut jamais tolérer une compression ou une courbure quelconque du buste nécessitée par la disposition du mobilier. Ce précepte doit être ponctuellement observé dans les instituts qui se chargent de l'éducation de la jeunesse. Ceux qui mènent la vie de cabinet devront utiliser leurs heures de repos et leurs jours de congé à se livrer à la gymnastique, aux excursions à la campagne et aux voyages aux stations sanitaires, à l'époque des vacances. Si leurs ressources financières sont restreintes, qu'ils prélèvent sur les consommations faites au cabaret et au magasin de cigares de quoi se payer les agréments et les bienfaits d'une cure à Spa ou sur les bords de la mer. Cela ne coûtera rien à la bourse et ce sera double bénéfice pour la santé.

Si le poitrinaire n'est pas engagé dans les liens

du mariage, nous lui conseillons de garder son célibat, tout au moins jusqu'après amendement de sa constitution. Celle-ci peut être réformée radicalement par l'observance des préceptes de l'hygiène et du traitement que nous préconisons dans ces pages, à condition qu'on s'applique à les suivre résolument et avec persévérance. Au médecin traitant à diriger la médication et à fixer sa durée que l'on graduera sur le degré de cachexie nutritive et constitutionnelle. — Si la vie matrimoniale entre dans les goûts et les convenances du poitrinaire, qu'il fasse un mariage de raison et recherche avant tout une fille saine et forte. C'est ici ou jamais le cas de s'écrier avec l'écrivain sacré : *La femme forte sera la couronne de son mari.* Dans une question de cette importance, les intérêts de la famille doivent marcher d'accord avec ceux de la société pour recommander une alliance où la force et la vigueur de constitution constituent le plus beau lot de la dot.

Les personnes auxquelles la fortune aurait fait une situation privilégiée trouveront de l'avantage à voyager de novembre à avril et à gagner des régions où le climat soit plus clément et plus bénin. Dans notre ouvrage sur *la Phtisie et la tuberculose* nous sommes entré dans quelques détails sur le séjour aux stations hygiéniques du Midi, telles que Nice, Pau, les bords de la Riviera, la haute Engadine et les bords de la Méditerranée. On s'y guidera sur les indications d'un médecin choisi dans la localité même, à moins qu'on n'ait la chance de pouvoir se faire accompagner de son médecin habituel. Nice servira de quartier général au cœur de l'hiver. Avant et après le trimestre hivernal on pourra profiter du séjour au mont Davos et à St-Maurice dans l'Engadine, ou passer par les bords enchanteurs de la Cère et de la Dordogne dans les plaines de Biars.

De mai à octobre, Spa et notre beau littoral n'ont rien à envier aux climats du Midi et sollicitent le retour du poitrinaire vers le pays natal. Les eaux et l'atmosphère iodo-bromée de la côte flandrine, les riches sources arsénicales de Court-St-Etienne, dans le Brabant, les sites enchanteurs de la station ferrugineuse de Spa-la-Coquette, dans le pays de Liége, assurent à la Belgique un séjour éminemment salutaire aux poitrinaires, aux anémiques et aux personnes affligées de dystrophie organique. Nous avons la conviction que pour la période estivale aucun pays de l'Europe n'offre tant d'avantages réunis sur une zone de terrain si étroite.

Avant de quitter le chapitre qui a trait aux professions, nous avons à prémunir le lecteur contre les abus du tabac et des liqueurs. Il y a des gens qui sont fumeurs de profession, dirait-on. Le cigare et la pipe sont les compagnons obligés de la vie et on n'est émancipé que pour autant qu'on sache dévorer une douzaine de cigares et autant de verres de gin ou de faro. Le tabac est un poison qui abat la vitalité dans sa source, affaiblit l'organisme et expose à des affections nerveuses caractérisées par la dépression vitale. Que d'impuissants et d'aliénés chez lesquels le tabac fut l'instrument de leur déchéance physique, morale et intellectuelle! Les alcooliques brûlent les muqueuses, désorganisent les glandes, abattent l'appétit, enraient la digestion et exposent à des maladies graves du foie, des reins, de l'estomac et des méninges. Ici l'usage conduit souvent à l'abus et l'apprentissage de la pipe, du cigare et du cabaret sont à déconseiller à tout le monde et surtout aux poitrinaires et aux gens de faible constitution. Il y a là à réaliser des économies qu'on pourra avantageusement placer à faire une cure aux stations balnéaires d'Ostende, de Blankenberghe ou de Spa et de Court-St-Etienne.

Inutile de déconseiller aux poitrinaires la fréquentation des salles de danse, des théâtres et des réunions dans les salles à grande affluence de monde. L'air y est généralement vicié; on y étouffe et on y suffoque. Toutefois la vie demande des distractions et si nous osions conseiller la fréquentation des théâtres, nous recommanderions ceux qui sont construits de manière à assurer un cubage considérable et un renouvellement constant de l'air intérieur avec l'air extérieur. A ce point de vue l'Eden-Théâtre de Bruxelles peut servir de modèle. La richesse, le bon goût dans le style, l'observation des prescriptions hygiéniques, la variété des distractions de la scène qu'on y offre à bon compte,

4

nous feraient recommander ce théâtre comme réalisant les meilleures conditions, s'il nous était permis de faire de la réclame pour des établissements de ce genre et si l'on pouvait y tenir à distance ce demi et ce quart de monde, parasites dangereux qui s'attaquent à la fois à la bourse, à la santé et à la moralité de leurs tristes victimes.

DE L'HYDROTHÉRAPIE.

La traduction littérale de ce terme grec est rendue par les mots : *cure d'eau*. L'eau est le grand agent de la médication. On l'ordonne en lotions, bains, douches, emmaillottement dans des linges mouillés à froid, boissons plus ou moins abondantes ; l'eau au dedans et l'eau au dehors du corps, sous les trois états liquide, vaporeux, solide. On peut dire que l'eau est le véhicule qui doit entraîner les matières morbides par toutes les voies épuratrices, par tous les émonctoires du corps, spécialement par la peau, sous forme de sueurs, et par les reins, sous forme d'urines.

Son application brusque et violente sur la surface cutanée sous forme de jet ou de douche, voire même l'emmaillottement, constituent de puissants moyens d'excitation générale qui relèvent la vitalité, activent conséquemment toutes les fonctions et contribuent largement et rapidement à relever le niveau de la santé et de la vigueur physique et morale.

L'eau en boissons, tièdes ou chaudes sous forme de tisanes, ou à la température de la source, est administrée comme dialytique ou agent qui favorise les excrétions rénale et cutanée. On veut ainsi entraîner la matière morbifique, laver le corps et l'épurer du dedans au dehors.

On rend les tisanes agréables en y ajoutant divers ingrédients dont on n'a pas le droit d'attendre le moindre effet. C'est le véhicule qui seul doit agir.

D'autres ingrédients peuvent ou calmer, ou stimuler et tonifier. Dans ce cas l'action des boissons est complexe. Telles sont les tisanes acides, houblonnées, amères, expectorantes ou béchiques par l'addition des espèces pectorales, excitantes par l'infusion des espèces aromatiques...

Les eaux minérales surajoutent à l'action de l'eau les vertus médicatrices des substances inorganiques y accusées par l'analyse chimique. Ce sont des eaux médicinales: telles sont les eaux iodurées, arsénicales, ferrugineuses, sulfureuses, lithinifères.

Ce qui doit nous préoccuper ici c'est l'application de l'eau à l'extérieur du corps.

Vu la résistance opposée par l'épiderme à l'absorption des substances minérales dissoutes dans l'eau, les bains médicamenteux n'ont pas de raison d'être. Ils agissent à l'instar des bains simples, sauf dans les affections cutanées, spécialement celles à parasites et ferments.

Les fluides volatils pénètrent par les pores de la peau et se laissent absorber. Les bains d'eau tenant des gaz en suspension, agissent par l'absorption de l'eau et du gaz, et il y a lieu d'en tenir compte.

Le bain simple a pour effet d'entretenir la souplesse et la propreté de la peau. Veut-on entraîner les matières sébacées et graisseuses qui obturent les pores de la peau, on dissout dans le bain des alcalins ou des savons. La quantité d'eau absorbée agit comme agent de dialyse rénale.

Désire-t-on obtenir des effets sudorifiques, on chauffe l'eau à 38, 40, 45 degrés centigrades. Il se produit, sous l'influence de cette stimulation exercée par la chaleur, une poussée sanguine vers la surface cutanée dont le système glandulaire profite pour se livrer à une dialyse d'autant plus abondante que la stimulation est plus prononcée. L'effet direct consiste dans une puissante révulsion aux congestions internes, et une épuration des fluides de l'organisme.

Au sortir de pareil bain, il y a lieu de se frictionner à sec avec de la flanelle ou de la laine, de s'habiller lestement et de se mettre en mouvement pour entretenir l'action vers l'enveloppe du corps et dans le système musculaire. Dans les congestions vers l'encéphale on appliquera, pendant le bain chaud, des compresses froides sur la tête; on aura soin de les renouveler fréquemment, sans jamais leur laisser le temps de s'échauffer.

Le bain froid, ou à température en dessous de 30 degrés centigrades, produit d'abord une impression de fraîcheur, de constriction à la peau, qu'un frisson parcourt rapidement. Le baigneur gagne la chair de poule. La peau pâlit et le sang reflue vers les organes internes. Au bout de quelques secondes, toutefois une réaction se produit, le sang reflue vers l'extérieur et la peau se colore d'un rouge plus ou moins vif. Ce mouvement de flux et de reflux est très salutaire. L'onde sanguine imprime sur son passage comme une vie nouvelle à tous les organes dont elle stimule les fonctions.

Si la réaction tardait à se produire ou ne se déclarait pas, il faudrait faire quitter le bain ou en élever la température. D'ordinaire la projection d'un filet d'eau en douche sur la poitrine, le dos, les parties découvertes, amène rapidement la réaction souhaitée. La douche offre de précieuses ressources de stimulation qu'il faut utiliser sans retard, le cas échéant d'une torpeur de l'organisme.

L'emmaillottement à froid dans des linges mouillés produit le même effet d'horripilation; mais si l'on a soin d'envelopper le corps dans des couvertures de laine et de le déposer dans le lit en le couvrant convenablement, la réaction s'établit bien vite et une transpiration abondante succède à la fluxion cutanée. Cette méthode d'hydrosudopathie est précieuse dans les affections qui menacent d'asphyxie, dans le croup, les laryngites, les broncho-pneumonies avec forte dyspnée, dans le rhumatisme et les états qui réclament une dialyse cutanée prompte et intense.

Les bains russes et les bains turcs à la vapeur surchauffée que l'on prend dans des appareils où plonge le corps, la tête seule étant dégagée, produisent encore une révulsion énergique et un ruissellement de sueur. On les utilise fréquemment dans le rhumatisme chronique.

Les malades et les infirmes s'en référeront aux prescriptions et aux avis du médecin pour la forme, la durée, la composition et la température du bain ainsi que pour l'application des douches, du maillot et des diverses pratiques hydrothérapiques.

Le cadre de cet ouvrage ne comprend pas des détails plus étendus et le lecteur aura suffisamment saisi l'importance et l'utilité de la balnéothérapie, rien qu'à lire attentivement ces quelques paragraphes.

CHAPITRE II

Poitrinaire! Mon Dieu, quelle sentence! Poitrinaire! Mais c'est la mort à petit feu, mais inévitable, mais prochaine, à échéance qu'il est facile de
calculer!... Erreur, lecteur, grave erreur. Que de
poitrinaires qui traînent leur mal jusqu'au terme
de la veillesse. On en trouve à tous les âges de la
vie et si l'éducation de l'enfance était mieux comprise et conduite, on verrait la phtisie lâcher sa
victime et l'adolescent deviendrait homme, l'homme
traverserait l'âge de la maturité et parcourrait
toutes les étapes de la vie.

Par malheur le système de l'éducation est faussé.
Le côté moral et intellectuel préoccupe le pédagogue qui ignore même l'influence du physique sur
les facultés de l'âme et les sentiments du cœur.
La direction de l'âme et du sentiment : voilà l'objectif de l'instruction scientifique, morale et reli-

gieuse. Le corps, le physique, la santé ? C'est
l'affaire du médecin ou des parents qui s'en reposent sur les bons soins de dame nature, si tant est
qu'ils y songent seulement. Le conseil du médecin!
Mais qui s'en préoccupe? Celui qui par ses études,
ses connaissances, son art et sa profession est seul
apte à donner à l'éducation de l'enfant une direction convenable, on le laisse de côté. Quand le mal
est fait, quand les vices constitutionnels ont acquis
tout leur empire, quand la plante s'étiole, que la
poitrine sonne creux et que les artères charrient
un sang impuissant à satisfaire les besoins d'une
nutrition normale, on en réfère aux lumières et à
l'expérience du praticien, on lui endosse la responsabilité de la santé et de la vie du poitrinaire
et, s'il ne veut se faire taxer d'ignorant ou d'inca-
pable, il faut qu'il rende le patient à la vigueur et
à la vie. On lui a refusé l'action quand il avait
toutes les chances d'arriver à bon port et lorsqu'on
lui a enlevé tous les atouts de son jeu, on exige
qu'il joue et gagne la partie ! Pauvre humanité !
Inconsciente de tes erreurs, indulgente pour toi et
exigeante envers tout ce qui t'environne, tu mérites
bien qu'on te mette en tutelle, qu'on surveille le
sort des tiens et qu'on mette des bornes à tes droits
et à ta liberté pour t'empêcher de commettre des
meurtres par ignorance. Mais à quoi bon appuyer
sur ces dures nécessités sociales qui suscitent
partout des divisions entre les familles et les pouvoirs constitués? La politique nous répugne et

nous nous en détournons avec dégoût pour nous renfermer dans le rôle que nous assignons à notre activité : le soulagement de l'humanité souffrante, le redressement des constitutions, la consolidation de la santé de ceux qui font appel à nos lumières ou se donnent la peine de consulter nos écrits.

On nous aura compris. Le germe de la phtisie, il faut l'arracher de bonne heure et c'est par le système d'une éducation qui équilibre le développement du physique et des facultés de l'âme, qui observe le parallélisme des directions à donner à la formation du corps et à l'expansion de l'esprit et du sentiment, qu'on pourra arriver au résultat voulu. La vraie pédagogie doit emprunter à toutes les sciences et le maître, appelé à l'honneur et à la tâche de former les générations, doit posséder, à côté d'une instruction scientifique solide, des notions d'anatomie, de physiologie et d'hygiène qui lui permettent de surveiller et de diriger le développement organique. Nous ne pouvons entrer dans des détails concernant cette matière et nous devons nous en reposer sur la sagesse des parents, la tutelle des pouvoirs et la capacité et le dévouement des instituteurs. Mais, comme prévenir vaut mieux que guérir, nous exposerons brièvement la ligne de conduite à suivre dans l'exposé du traitement préventif des affections dissolvantes.

Ce que nous avons à détailler spécialement, c'est le traitement général du poitrinaire au point de vue restauratif ainsi que le traitement hygiénique. Qu'il nous soit toutefois permis, avant d'aborder ce sujet dans ses détails, de revenir sur quelques doctrines qui ont régné relativement à la nature des affections de consomption, de la phtisie et de la tuberculose.

Il y a un demi-siècle, en 1828, parut le traité de l'auscultation dû à la plume d'un célèbre praticien, Laënnec, professeur à la Faculté de Paris. Cet auteur consacra la doctrine de Bayle et s'en fit l'apôtre convaincu. Cette doctrine nous enseigne que la phtisie, dans ses diverses formes, est d'origine tuberculeuse, c'est-à-dire que le tubercule, petite tumeur maligne variant de la grosseur d'un grain de millet à celle d'un œuf, du poing même, se multipliant ou s'accroissant par voie de rayonnement, envahit les tissus, les étouffe et les entraîne dans la destruction. De sa nature, le tubercule est incompatible avec l'organisation et lui fait la guerre. C'est un produit fatal, étranger à notre organisme et provoquant des maladies qui ne laissent guère d'espoir de guérison. Par malheur ou plutôt par bonheur, les apôtres de cette doctrine prêchaient des dogmes qui n'étaient que des traditions et qui ne reposaient sur aucune démonstration. L'impuissance de leur art contre ce mal cruel les faisait conclure à une malignité absolue et leur foi dans la parole du maître les poussait à l'inaction. C'est l'histoire de toutes les doctrines et de tous les systèmes qui se succèdent dans la science. Vint la réaction qui partit de l'Allemagne. L'école philosophique de la Germanie examina la question de plus près, la passa au crible du raisonnement et finit par établir que la doctrine de Laënnec et de Bayle était trop absolue, qu'elle ne s'appliquait guère qu'à un certain nombre de phtisies et que pour beaucoup de cas le tubercule était à tort accusé de prendre une part d'intervention dans l'évolution de la maladie. L'école anatomo-pathologique crut même pouvoir établir l'existence de deux sortes de tubercules très différents dans la marche de leurs évolutions. C'était déjà une réaction qui ouvrait la porte à l'espérance.

Les travaux de F. Niemeyer, de H. Lebert et de J. H. Bennett jetèrent un nouveau jour sur la nature de la phtisie et de la consomption et le règne néfaste du tubercule tend de jour en jour à s'éclipser. Il appartiendra tout à l'heure à l'histoire de la médecine, malgré les efforts de quelques micrographes français qui s'obstinent à le réhabiliter et à faire refleurir la doctrine parisienne. Pour le moment il est logique d'admettre avec H. Lebert que *l'aberration de nutrition, entrevue par Laënnec lui-même dans l'éclosion de la phtisie,* consiste dans une réduction du mouvement de nutrition, dans une insuffisance de plasticité de la sève nourricière, dans une anomalie d'assimilation et de désassimilation qu'on traduit par un mot : ce mot, c'est la *Dystrophie organique.* C'est donc dans la reconstitution du mouvement physiologique de la nutrition, dans la formation d'un sang vigoureux, dans la stimulation des fonctions des appareils de l'organisme que gît tout le secret du traitement qui est essentiellement hématopoétique ou restauratif et hygiénique. Nous n'en voudrions, au besoin, pour preuve démonstrative, que la méthode de l'alimentation forcée des phtisiques qui, entre les mains des cliniciens Debove et Dujardin-Beaumetz, de Paris, produisit des résultats surprenants pour ces messieurs et peu susceptibles d'une explication rationnelle. Pour nous il n'y a là rien de surprenant, pour le simple motif que nous rattachons la maladie consomptive à sa cause véritable, l'insuffisance nutritive, et nullement à l'évolution mystérieuse de l'insaisissable tubercule.

Nous sommes ainsi amené à exposer le traitement logique de la phtisie qui, à la grande joie du poitrinaire, ne peut être que médical restauratif et hygiénique. Mais, ainsi que nous l'avons dit un peu plus haut, comme prévenir vaut mieux que guérir, l'un étant plus sûr et l'autre plus ou moins douteux, nous serions incomplet si nous ne faisions d'abord succinctement l'exposé du traitement préventif.

TRAITEMENT PRÉVENTIF.

Le dicton : « *tel père, tel fils* », est plus vrai encore au physique qu'au moral.

Avec plus de raison encore nous sommes fondé à dire, eu égard à la constitution physique : « *telle mère, telle progéniture.* » L'enfant prend plus à la mère qu'au père, et sa constitution se rapproche ainsi davantage de celle de la mère. La physiologie nous rend compte de ce rapprochement. Le père n'intervient qu'au moment de la conception. A partir de cet instant jusqu'à l'époque du sevrage, l'enfant vit du sang de sa mère. La femme robuste donnera à la société des rejetons pleins de vigueur et de santé ; la femme faible, exsangue, celle à constitution flétrie par un vice dyscrasique, ne saurait produire que des enfants qui lui sont en tout semblables. *Nemo dat quod non habet.*

La constitution des parents, et spécialement celle de la mère, nous fera donc préjuger celle de l'enfant. Avis donc aux jeunes gens et aux filles qui aspirent à la vie matrimoniale. Les jouissances paisibles de la famille sont pour plus des trois quarts dans le bonheur du foyer domestique, bonheur qui se trouve intimement lié au bien-être physique de la petite famille. N'est-ce pas dire aussi que le choix d'une compagne pour l'homme, ou d'un époux pour la femme, est gros de conséquences, tant pour la famille que pour la société? Malheureusement on fait de nos jours beaucoup plus de mariages improprement dits *de raison* que d'alliances selon le vœu de la nature. C'est le bon sens à rebours et un des travers de notre civilisation qui se rapproche du désordre, en raison de son éloignement de la vie naturelle. Qu'on me permette, à propos de la question du mariage, d'évoquer le souvenir d'une législation en vigueur à Sparte et qui impliquait la nécessité des alliances entre consorts jouissant d'une bonne constitution.

Le peuple Spartiate avait édicté une loi qui retranchait impitoyablement de son sein tout nouveau-né présentant une constitution trop délicate ou vicieuse. Soyons assez indulgents pour admettre les circonstances atténuantes qui plaidaient en faveur du maintien de cette loi barbare. Les guerres continuelles que Lacédémone devait soutenir contre les villes rivales de la Grèce, justifiaient à un certain point une mesure aussi draconienne chez un peuple qui se souciait peu ou point du droit des gens et ne connaissait, en fait de législation, que la maxime du salut public :« *Salus populi, su-*

prema lex. » Cette mesure, assurant au peuple Spartiate la vigueur d'une race d'athlètes, lui valut ses victoires et sa prépondérance dans le Péloponèse. Évidemment des mesures aussi radicales sont incompatibles avec notre civilisation qui n'en arrivera plus à de pareils excès. Mais cet exemple, pris à l'histoire, suffit à nous édifier sur l'extrême importance du choix dans la question matrimoniale. A défaut de l'État, les pères et mères de famille devraient intervenir dans l'établissement de leurs enfants et ne leur laisser choisir que des époux ou des épouses qui puissent répondre de leur descendance et peupler le pays de sujets vigoureux et bien portants. Dans cette grande question sociale, l'abandon est plus préjudiciable et plus déplorable que la rigueur des ascendants. Par malheur, l'aveuglement ne se rencontre pas moins fréquemment chez les parents que chez les enfants, et la question des *convenances* fait souvent sacrifier sur l'autel de Mammon des intérêts d'un ordre majeur tant pour la famille que pour la société.

Mais entrons dans le sein de la famille, la prenant telle quelle.

Les époux, dans leurs rapprochements, éviteront soigneusement de se trouver dans les conditions fâcheuses qu'amènent des excès alcooliques, des fatigues ou des émotions tristes ou déprimantes. L'ébriété surtout est des plus nuisibles dans l'acte du congrès et la conception, faite dans cet état, risque beaucoup d'amener au jour un pro-

5.

duit prédisposé aux affections nerveuses de nature épileptiforme.

La mère, soucieuse de l'avenir de l'enfant qu'elle porte dans les entrailles, devra spécialement veiller sur sa santé pendant l'époque de la gestation. La nutrition, chez elle, sera l'objet d'une attention délicate, non parce qu'elle se trouve dans la condition de devoir suffire aux besoins de deux organismes, mais surtout à cause des perturbations fréquentes qui surviennent du côté des voies digestives. En thèse absolue, on est en droit de dire que chez la femme gravide il y a constamment un certain degré d'anémie. Qu'on prenne bien garde de prévenir l'épuisement de la femme enceinte, si l'on ne veut pas s'attendre à trouver le concept dans un état de faiblesse qui inspirera de sérieuses inquiétudes au point de vue de son avenir physique, de sa santé et de sa constitution. On oublie trop qu'une constitution faible de naissance n'offre qu'une résistance imparfaite aux agents de destruction qui nous entourent de toutes parts et ne pourra, dans la lutte pour l'existence, courir impunément les dangers qu'affronteront, sans risque aucun, des constitutions qu'alimenta, dès l'origine, une sève généreuse et luxuriante de puissance vitale. Le traitement hématogène — le recours aux ferrugineux, aux phosphates et à un régime roborant — trouvera fréquemment son application à l'époque de la gestation. Nous ne pouvons pas entrer dans les détails du *modus vivendi*

le plus convenable pour la femme enceinte. Force
nous est de renvoyer celle-ci à son médecin dont
elle s'efforcera de suivre les salutaires conseils.

Mais voici l'enfant qui, pour la première fois,
ouvre ses yeux à la clarté du jour. Nous sommes
en présence de ce berceau entouré de tant de sollicitude de la part d'une mère heureuse de revi-
vre sous les traits de cet être adoré. Voici le futur
citoyen appelé à rendre des services importants à
la famille et à la société. C'est en lui que doit révi-
vre une maison illustre par ses aïeux, par ses vertus, par ses grandes actions. Dans ce berceau repose l'espoir de la famille. Qui sait? Peut-être ce
frêle enfant est-il appelé à de grandes choses......
Tous ces rêves, toutes ces espérances ne peuvent
se réaliser qu'à la condition que l'enfant puisse
grandir et jouir de vigueur et de santé. *Mens sana
in corpore sano.* Assurons la santé, la force de la
constitution et abandonnons le reste à la garde de
Dieu.

Dans cette question de l'éducation de l'enfant
nous avons à considérer l'hygiène et le régime.
Ce sont les deux grands moyens par lesquels on
pourra prévenir la dystrophie organique.

L'hygiène se résume ici à fournir à l'enfant de
l'air pur inondé de la lumière solaire, des linges
et des vêtements qui entretiennent la chaleur du
corps et s'opposent à sa déperdition trop rapide
par rayonnement. Il y a lieu d'insister sur le renouvellement fréquent des linges et des vêtements

à l'effet d'empêcher les émanations des excrétions d'imprégner l'organisme et les déchets d'excorier la peau si délicate des nouveau-nés. On remplacera autant que de besoin les linges mouillés. A cet effet on s'assurera de l'état du maillot à chaque réveil de l'enfant. Le renouvellement des langes se fera matinalement, différentes fois dans la journée et tard dans la soirée. La propreté prévient ces excoriations et ces intertrigos qui font souffrir l'enfant, le rendent pleurnicheur et irritable; elle tient à distance les maladies de la peau et du cuir chevelu auxquelles le premier âge est si prédisposé.

Si les intertrigos et les excoriations se produisent, on les traite par des lotions à l'eau fraîche, faites momentanément pour enlever la sanie et la lymphe exsudée qui recouvre la surface dénudée ; puis on y applique des lambeaux de mousseline qu'on saisit par les deux bords opposés, de chaque main un, en ayant soin de tendre le carré d'étoffe qu'on enlève aussitôt qu'il a absorbé le dépôt. Finalement on projette sur le derme mis à nu de la poudre de lycopode qu'on fait prendre à la pharmacie. Ce traitement suffit, dans la majorité des cas, pour guérir ces petits maux. Au besoin on recourrait à la pommade au précipité blanc: 2 grammes pour 30 grammes d'axonge.

Air pur et fréquemment renouvelé, lumière solaire, température uniforme, oscillant autour de 17°-18° centig., propreté absolue: voilà pour l'hygiène.

Quel sera le régime de l'enfant ? Le régime naturel. Donnez à l'enfant au berceau le lait de la mère pour autant que la constitution de ce lait soit en harmonie avec les exigences de la nutrition et de la croissance. La mère devra donc jouir elle-même d'une bonne santé et porter des seins qui distillent un lait généreux. Est-elle souffrante, faible, malade, ses seins ne fournissent-ils qu'un lait trop pauvre en éléments nutritifs, il faut la déterminer à renoncer à l'allaitement et à se faire remplacer par une bonne nourrice sur laquelle on aura l'œil ouvert. Faute de ces ressources, l'enfant sera élevé au biberon. L'allaitement artificiel sera calqué sur l'allaitement maternel.

Après le premier sommeil du nourrisson, celui-ci sera présenté au sein de la mère. Les premières tétées se feront en moyenne toutes les deux heures, sauf la nuit qui admettra des intervalles de quatre heures. Ces retardements permettront à la mère ou à la nourrice de se livrer à un sommeil réparateur : chose nécessaire. Comme tout est affaire d'habitude, on suivra cette règle dès le premier jour.

Le port et la venue de l'enfant témoigneront de la valeur de l'allaitement ou de son insuffisance. Si l'enfant s'en porte bien, si ses chairs prennent de la consistance et s'il grandit, on l'élève au sein, tout au moins pour les six premiers mois. S'il vient mal ou si l'on constate chez la mère ou la nourrice une maladie ou une nouvelle grossesse, on ne se contentera plus de l'allaitement au sein ; on prendra une autre nourrice ou on renforcera cet allaitement par le recours au biberon.

A partir de six mois, il sera prudent de ne plus se fier à l'alimentation exclusive par le sein et il pourra être utile ou nécessaire de recourir à l'allaitement artificiel. Si celui-ci se fait concurremment avec la présentation du sein, on débute par celle-ci pour finir par le biberon.

Le choix d'un bon biberon étant fait, on aura soin de le laver toujours à grandes eaux avant d'y verser le lait. Cette opération se fera après chaque tétée et jamais le lait ne séjournera dans le biberon plus de temps qu'il ne faut. La propreté est une condition essentielle sur laquelle on ne saurait trop insister.

Quel lait fournira-t-on à l'enfant? En règle générale on suivra la méthode de Grangé, qui donne la préférence au lait le plus nutritif. Voyons l'analyse comparative des laits de femme et d'animaux sains et, autant que faire se peut, rejetons le lait qui se débite aux portes des demeures des citadins. Ce lait est ou trop dilué, ou dépouillé de son beurre, ou sophistiqué.

C'est surtout dans les villes qu'il y a lieu d'exercer une surveillance active et d'appliquer sévèrement les dispositions du code pénal aux contrevenants. La police ne saurait trop veiller à ce que les débitants de lait ne volent pas leurs clients et ne se fassent ainsi les meurtriers inconscients des malheureux petits êtres qui sont l'avenir de la société.

	LAIT DE FEMME.		LAIT DE VACHE.		CHÈVRE.	ANESSE
	Gorup-Besanez.	Boyère.	Gorup-Besanez.	Boyère.	Boyère.	Boyère.
Eau p. % . .	88,908	87,38	85,708	87,60	87,30	89,63
Caséine . . .	3,924	0,34	5,404	3,00	3,50	0,60
Albumine . .	2,666	1,30	4,305	1,20	1,35	1,53
Beurre. . . .	4,364	3,80	4,037	3,20	4,40	1,50
Sucre. . . .	0,138	7,00	0,548	4,30	3,00	6,40
Sels		0,18		0,70	0,35	0,32

D'après ce tableau, les laits de femme et d'ânesse se valent. Le lait de vache l'emporte sur le lait de femme, mais il est inférieur au lait de chèvre.

Grangé conseille le lait le plus riche en matériaux nutritifs. Il a vu que généralement ce lait était bien toléré, et pourquoi n'en serait-il pas ainsi? Sous un volume réduit on introduit une égale quantité d'éléments nutritifs: le bénéfice est le même pour la nutrition générale et on a la surcharge de l'estomac en moins.

On donnera les laits d'animaux aussi frais que possible, purs et naturels, à la température du sang, soit à 37° centigr., ou au sortir du pis de la bête. S'ils sont faibles et mal tolérés, on les rejette pour leur substituer des laits plus consistants. Si les laits généreux sont mal supportés, on les étendra d'un quart ou d'un tiers d'eau en y ajoutant un grain de sel de cuisine et au besoin un peu de sucre blanc.

Nous donnons tort à Hauner de répudier le lait de chèvre à cause de son odeur fortement animalisée. Dans nos campagnes flamandes, le lait de chèvre alimente beaucoup d'enfants qui se trouvent admirablement bien de ce produit. Le même praticien préfère le lait de la vache bretonne à celui de la vache hollandaise : celle-ci paraît plus sujette à des maladies débilitantes. En été, il conseille de nourrir la vache au trèfle, en hiver, aux herbes séchées.

Si le nourrisson devait se porter mal de tel ou tel lait, il faudrait changer de fournisseur.

Quant à la quantité de lait à administrer dans les vingt-quatre heures, il est évident qu'il faut consulter les forces digestives du nourrisson. L'expérience ici constitue le meilleur guide. L'âge et le poids de l'enfant seront pris en considération pour le dosage du lait. Mais ce sera, avant tout, la bonne ou la mauvaise venue du nourrisson qui servira de criterium. Généralement, les premiers jours, le sein maternel ne donne que peu de lait et celui-ci est laxatif. En cas d'allaitement artificiel on donnera, toutes les deux heures, une cuillerée à café de lait miellé. La dose s'élèvera progressivement, au plus tard dès le quatrième jour, pour atteindre au poids de 300 à 350 grammes à la fin du premier mois. Dans le cours du second mois, un demi-litre de bon lait pur ne sera guère de trop.

Le troisième mois exigera deux tiers de litre, et si un litre peut suffire de quatre à six mois, on donnera de 1200 à 1500 grammes à partir de six mois. Les tétées, de 20 à 30 grammes au début, seront de 150 à 250 grammes au septième mois et les intervalles de quatre heures en moyenne. Si l'enfant a trop, il le laissera dans le biberon. Les restes seront rejetés.

Malgré la bonne venue de l'enfant élevé au sein, on commencera au septième mois à recourir au biberon en même temps qu'on lui continuera le sein. Ce n'est guère que vers douze mois qu'on débutera par des laitages additionnés de fécules. Celles-ci seront choisies parmi les plus digestes.

A quand l'époque du sevrage ? Généralement le sevrage définitif ne devrait être conseillé qu'après l'éruption des huit incisives : ce qui se fait d'ordinaire du douzième au dix-huitième mois. Mais tout au moins faudrait-il ne pas s'en tenir exclusivement à l'alimentation par le sein et il est de rigueur de nourrir l'enfant à partir du huitième mois, au plus tard. La survenance d'une nouvelle grossesse ou d'une maladie chez la nourrice justifie aussi le recours prématuré à l'allaitement artificiel.

Les exigences de la situation inspireront à la perspicacité de la mère et du médecin telles modifications, telles dérogations au système d'alimentation que de besoin. Ici point d'absolutisme. L'observation attentive et intelligente sera la meilleure sauvegarde de la bonne direction à imprimer à l'éducation de l'enfance. Les règles sont peu de chose. Le résultat est tout.

Si, malgré ces soins, les digestions se faisaient mal et amenaient la dystrophie du nourrisson, il faudrait aller à la recherche des causes qui produisent le trouble digestif et les combattre en médicamentant le moins possible.

Fréquemment le trouble digestif tient à peu de chose et se laisse d'autant mieux réprimer qu'on s'y prend mieux à temps. *Sat bene si sat cito.* Laisse-t-on le mal se développer, il finira par prendre droit de domicile et on ne le délogera qu'au prix des plus grands efforts, si tant est qu'on y parvienne.

Dans toute digestion, il y a à considérer le mouvement intestinal et les sécrétions. La digestion des liquides exigeant peu de mouvements, notre attention ne doit se porter que sur les sécrétions des organes de la digestion. L'estomac fournit un *suc acide* caractérisé par la présence d'un élément particulier, la *pepsine*, qui agit à l'instar d'un ferment et transforme la caséine du lait en une matière dite *peptone* ou *albumine soluble* et facilement absorbable par les vaisseaux chylifères et veineux qui rampent dans les tuniques des intestins.

Il est donc important de veiller à ce que le suc stomacal soit acide. Un signe auquel on reconnaîtra cette acidité est fourni par le lait regurgité.

Les acides coagulent le lait : si donc l'estomac rend le lait coulant, fluide, concluez à l'absence de l'acidité. Nous avons vu, en traitant du régime de la table, par quels moyens on corrige ces défaillances des voies digestives. Nous renvoyons le lecteur à ces pages. Les digestifs artificiels, la lactopeptine suffiront d'habitude à rétablir le fonctionnement.

Dans les cas les plus nombreux il n'y aura pas lieu d'intervenir autrement dans la digestion et l'enfant s'en trouvera bien. Toutefois, il peut se présenter des cas où la dépression nutritive est très prononcée, la faiblesse considérable et où l'anémie confine au marasme. Dans des cas pareils, nous n'avons pas hésité à renforcer la valeur nutritive du lait par l'administration des éléments reconstituants du sang, sous la forme de lactate de fer et de chlorhydro-phosphate de chaux : 2 à 5 centigrammes de lactate et 5 à 10 gouttes de phosphate liquide par jour. Chez les enfants on pourra administrer des granules Berthiot renfermant 5 ou 10 milligrammes de lactate de fer : un par repas. Les granules aux hypophosphites de fer, de chaux, de manganèse et de strychnine pourront aussi trouver un placement avantageux dans nombre de ces cas. Le sirop aux hypophosphites Fellows, un à deux, trois grammes par jour, dans de l'eau, est encore très recommandable. Dans un cas, j'ai retiré de grands bénéfices de l'emploi de l'huile de foie de morue.

Les maladies infantiles réclament l'intervention du médecin. La dystrophie, qui se trouve liée à la syphilis, à l'herpétisme, à une dyscrasie ou diathèse héréditaire ou acquise, exige, à côté du traitement analeptique, une médication spéciale que nous devons abandonner à la sagacité du praticien chargé des intérêts sanitaires du patient.

Une pareille intervention, intelligemment conduite et opiniâtrement soutenue, est seule à même d'assurer à l'enfant le bénéfice d'une bonne constitution ou d'une modification heureuse si, d'origine, elle était mauvaise. Nous en avons eu plus d'une preuve clinique, ce qui constitue la meilleure des sanctions.

L'enfant quitte le berceau et essaye ses premiers pas. On évitera de lui apprendre à marcher. Le mieux est de le laisser prendre ses ébats sur un tapis ou sur une natte. Il se lèvera de lui-même en s'accrochant aux chaises et aux meubles placés dans son voisinage. Aussi longtemps que les os des jambes ne sont pas suffisamment solides pour porter le poids du corps, il y aurait du danger à faire marcher l'enfant. Des incurvations vicieuses seraient la conséquence de ces essais intempestifs. Abandonner l'enfant à ses propres forces, est ce qu'il y a de plus sage et de plus en harmonie avec les procédés de la nature.

Une double rangée de dents est venue témoigner de la nécessité d'abandonner le sein et de recourir à une nourriture qui se laisse déchirer et broyer. L'enfant peut prétendre au régime de la table, non pas d'une manière brusque, mais d'une façon progressive. Les laitages constitueront dans la seconde année la base de son alimentation. Les œufs, les viandes hachées, les légumes cuits, le chocolat rompront la monotonie d'une alimentation qui est devenue insuffisante. Les repas seront plus espacés et ne troubleront plus le repos de la nuit. Les lois de l'hygiène seront constamment observées, à toutes les époques de la vie, et l'on veillera à ce que tout ce qui entoure l'enfant soit dans les meilleures conditions voulues pour son développement physique.

C'est surtout chez les sujets malingres, d'une constitution faible et prédisposés aux maladies dystrophiques que l'*éducation doit être exclusivement et rigoureusement physique*. Laisser l'intelligence et les facultés dans le repos le plus absolu, dans l'abandon le plus complet, et ne s'occuper que de la direction à donner au corps, le fortifier et l'aguerrir contre les agents de destruction qui l'entourent de toutes parts, voilà le rôle du vrai pédagogue. C'est chez ces enfants que les agents phosphatiques et ferrugineux trouvent une application utile et apportent un puissant concours à l'amélioration de la constitution.

Généralement on envoie de trop bonne heure les enfants à l'école. Les charges accablantes qui pèsent sur les mères de famille sont fréquemment cause que celles-ci, afin de pouvoir se livrer aux occupations de leur ménage, expédient dès leur troisième année, les enfants dans l'une ou l'autre école qui se trouve parfois n'être pas dans toutes les conditions voulues d'une bonne hygiène. Vingt, trente, quarante enfants se trouvent là, enfermés pendant plusieurs heures dans une salle d'un cubage insuffisant et dont portes et fenêtres, par crainte du froid, sont tenues soigneusement closes et interdisent l'accès de l'air pur du dehors. Quel oubli des préceptes sanitaires les plus simples, pour ne pas dire quel crime! L'ignorance pourrait seule servir d'excuse à ce lent infanticide; mais l'autorité compétente, les pouvoirs constitués peuvent-ils être accusés de la même ignorance? Sous prétexte de ne vouloir pas porter atteinte aux droits de la famille ou à la liberté, peuvent-ils rester impassibles? Poser la question, c'est la résoudre. Les pouvoirs publics ont pour charge et mission de veiller au bien-être de la société, de prendre la défense des faibles contre la négligence et l'incurie de ceux qui devraient être leurs protecteurs naturels, les parents et les maîtres. Il est plus que temps que l'action administrative se fasse sentir dans certaines écoles en réalité plus meurtrières que gardiennes. L'hygiène publique justifie dans ces cas l'intervention des autorités.

La vie qui convient le mieux à l'enfant est la vie en plein air ou dans des salles aux larges dimensions, où l'air soit abondant et renouvelé à temps, où le jeune être puisse donner libre cours à ses ébats. Point d'écoles, point d'exercices psychiques ; mais le jeu et le mouvement. Ce système d'éducation physique sera de rigueur pour tous les enfants qui portent le cachet d'une constitution malingre.

Nous sommes d'avis que l'école et l'enseignement ne conviennent à aucun enfant au-dessous de sept années. L'enseignement primaire ne devrait admettre les enfants qu'à sept ans révolus. Il y a une considération qui milite en faveur de cette mesure. Elle est du domaine de l'anatomie et de la physiologie auxquelles elle emprunte une haute signification. Nous entendons signaler l'état du cerveau de l'enfant. Le défaut de consistance, la mollesse de l'organe, centre des perceptions, est en rapport inverse avec l'âge du sujet. Molle et diffluente chez le nourrisson, la masse encéphalique gagne en consistance avec l'âge. La raison nous dit clairement et l'expérience nous enseigne surabondamment qu'il y a un véritable danger à faire fonctionner un organe aussi essentiel alors qu'il est, sinon incomplètement formé, tout au moins dans un état qui met obstacle aux opérations psychiques. Au surplus, la loi des compensations établit que la culture d'un organe ou d'un appareil absorbe une somme de forces vives qu'on soustrait aux autres organes et appareils. Cette spoliation ne peut se faire qu'au détriment de ces derniers qui en pâtissent d'autant plus que l'organisme trahit plus de sensibilité. Or, chez le jeune être toute excitation cérébrale amène des réactions parfois excessives. L'enfant a la fièvre pour tout et pour rien et le moindre trouble dans le fonctionnement organique peut amener des situations graves. Dans le premier âge de la vie les efforts dirigés vers la culture intellectuelle retentissent défavorablement sur l'évolution organique et l'appel incessant du sang vers la masse cérébrale est une cause prédisposante à l'inflammation de l'encéphale qui n'entraîne que trop souvent la mort par une méningite qu'on eût pu éviter. Laissons le corps absorber toute l'activité de l'être au bénéfice du développement de l'organisme, tout au moins jusqu'à l'âge du discernement qu'on n'ira pas fixer avant l'époque où l'enfant se sera un peu familiarisé avec les impressions que produisent chez lui les stimulants objectifs du monde extérieur. Pendant les premières années de la vie, toute notre attention doit porter sur le développement physique. Nous appuyant sur l'adage : *sat cito, si sat benè*, nous pouvons affirmer hardiment qu'en fait d'enseignement à fournir à l'enfant, on ne saurait s'y prendre trop tard. Celui qui commence à huit ans rattrapera en deux ans son compagnon d'âge qu'on aura fatigué dès la quatrième année.

Nous reconnaissons volontiers que la science pédagogique s'est inspirée de ces données physiologiques quand elle a créé la méthode de l'enseignement objectif, dite aussi méthode Frœbel. Dans cette méthode les perceptions n'ont rien de subjectif, épargnent tout travail intellectuel chez l'enfant et se produisent sans effort et naturellement. C'est la bonne et vraie méthode. Encore ne faut-il pas lui faire donner ce qu'elle ne renferme pas en soi, ni l'appliquer avec trop de continuité dans les exercices. Le cerveau de l'enfant ne supporte pas une tension prolongée, quelque faible que soit l'effort intellectuel qu'on provoque. En cette matière, le pédagogue doit agir avec une grande prudence et une circonspection que pourront seules lui donner des connaissances physiologiques solidement implantées chez lui.

Résumons-nous. Les exercices corporels, le jeu, le grand air, cinq à six repas par jour renforcés par les éléments phosphatiques et ferrugineux dans le cas d'une constitution affaiblie, des vêtements qui n'étouffent ni n'étreignent l'enfant et le garantissent contre le froid tout en lui laissant la liberté de ses mouvements, la propreté du corps entretenue par un bain hebdomadaire et un renouvellement suffisant de linges, l'éloignement de l'école et de l'enseignement scolaire : voilà, à notre sens, quelle doit être l'hygiène du premier septennat de la vie de l'homme.

Ce serait trop nous étendre que de suivre l'enfant à l'école et d'y surveiller son éducation. La pédagogie, rigoureusement comprise, est une science qui doit être fondée sur la plupart des sciences physiques et psychologiques et qui réclame surtout des connaissances étendues dans le domaine de l'hygiène. Des ouvrages spéciaux, auxquels nous renvoyons, traitent des diverses questions qui se rattachent aux conditions les plus favorables pour l'érection des écoles ou des instituts, pour la distribution des locaux, les dimensions à leur donner, les systèmes de ventilation, de chauffage et d'éclairage à adopter. Nous ferons une exception pour un détail qui constitue pour le phtisiographe une question d'une importance capitale. Il s'agit du maintien, de la pose de l'élève dans les classes ou dans les salles d'étude. Jamais cette pose ne pourra apporter la moindre gêne au développement de la poitrine dont les mouvements d'expansion et de dilatation ne tolèrent aucune contrainte. La hauteur des pupitres, nous entendons la distance entre le banc et la caisse du pupitre, doit répondre à la hauteur du buste de l'élève assis : c'est dire que l'élève, assis, tiendra le corps droit et nullement courbé sur le pupitre pour les exercices de lecture et d'écriture. *Les pupitres seront donc construits sur les tailles respectives des élèves.* Qu'on se garde bien de commettre la faute de faire plier la taille de l'élève aux exigences des pupitres. Ce serait léser les lois de l'hygiène et nuire au développement harmonique de la poitrine avec les autres parties du corps. Cette observation mérite de fixer toute l'attention des instituteurs. La position *debout* dans les salles d'étude est plus recommandable que la position assise. Tous les efforts du pédagogue doivent tendre au maintien de l'équilibre entre le développement physique, organique et celui des facultés et du sentiment. En un mot, l'instituteur ne peut perdre de vue que la loi qui domine l'éducation doit être basée sur le développement parallèle du corps et de l'âme, sur le maintien de l'équilibre entre l'essor des facultés et la croissance physique. *Mens sana in corpore sano.* La santé, c'est l'équilibre entre l'organe et son moteur, l'appareil et sa force motrice, entre l'âme et le corps.

A l'école, on *imposera* la gymnastique, qu'on a le tort de laisser facultative. C'est elle qui met en jeu l'activité musculaire avec mesure et méthode. Qu'on veuille bien se mettre devant les yeux que la gymnastique est une science dans sa méthode, un art dans la pratique. Les sauts périlleux, les exercices acrobatiques, les contorsions violentes du corps ne reviennent pas à la gymnastique. Les exercices doivent être lents, gradués, isochrones par rapport à la vitesse des mouvements et entraîner l'action synergique des systèmes musculaires bilatéraux. Ils porteront sur les membres, le tronc, la tête et les diverses parties du corps qu'ils développeront parallèlement, tant à droite qu'à gauche. Avec elle, les jeux au grand air, ou dans des salles convenablement aménagées, rompront la monotonie des exercices intellectuels et prévienndront les effets nuisibles d'une tension trop longtemps soutenue des facultés mentales. Les surveillants s'opposeront à ce que, aux heures de récréation, les élèves se groupent immobiles dans un coin. Le terme de *récréation* est synonyme de renouvellement, et l'inertie du corps est ce qui s'oppose le plus au renouvellement de l'organisme. A l'effet d'entraîner au jeu, la cour offrira des appareils de gymnase, des pas-de-géant, des barres parallèles..., qui solliciteront l'élève à des exercices salutaires. Une alimentation rationnelle, proportionnée aux exigences de la croissance et aux besoins de la réfection, l'éloignement de toute occupation de l'esprit après les repas et cela pendant un laps de temps qui suffise au travail de la digestion — soit de une à deux heures — un repos nocturne d'au moins huit heures ; voilà les prescriptions dont on devra tenir un compte rigoureux dans l'établissement du régime scolaire.

Chez les sujets à constitution délicate ou qui portent le cachet d'une tare originelle, on veillera spécialement à l'éducation physique qui prendra le pas sur celle des facultés. Chez ces sujets l'intervention du médecin est de rigueur, non moins que chez les scrofuleux, les anémiques et les phtisiques. Chez tous il y a dysthrepsie et conséquemment un état qui prédispose à l'invasion d'affections ayant pour cachet commun un ralentissement du processus trophique et pour résultante finale la dissolution organique par la phtisie. Ces états de mauvaise nutrition demandent à être surveillés et amendés par un traitement médical dont l'efficacité sera peu douteuse, s'il est rationnellement conduit et opiniâtrement soutenu. En même temps qu'un certain relâchement dans les exercices intellectuels et l'abandon des études qu'on remplacera, en tout ou en partie, par les exercices gymnastiques et corporels, en prescrira un régime alimentaire riche en principes assimilables, tant azotés que carbonés; simultanément avec les repas, on recommandera quelques agents pharmaceutiques à base de phosphore et de fer et les eupeptiques. On ramènera de la sorte, à la longue, l'organisme à un développement normal. Le traitement hématopoïétique que nous allons immédiatement exposer, convient spécialement à ces constitutions débilitées et anémiées.

TRAITEMENT GÉNÉRAL RESTAURATIF.

Le traitement général de l'état tuberculeux et de la phtisie, repose à la fois sur une diététique rationnelle, sur une médication pharmaceutique qui stimule les fonctions et la nutrition générale, et principalement sur une bonne direction hygiénique dont le poitrinaire ne saurait se passer, s'il tient à sa guérison.

De la diététique nous avons peu de chose à dire. Le régime sera plantureux : les aliments azotés et carbonés, choisis parmi les plus digestes. Ils seront convenablement divisés et broyés avant de passer le pharnyx, car ce n'est pas inutilement que la nature a placé à l'entrée des voies digestives un appareil dentaire qu'il est indispensable de faire bien fonctionner à l'heure des repas. Il y a d'ailleurs autre chose qu'un appareil de trituration dans la bouche. Les trois paires de glandes salivaires y fournissent un suc qui concourt à la trans-

formation des matières alibiles et la mastication a
pour effet de stimuler leur fonction sécrétoire et
d'opérer le mélange intime de la salive avec les
matières alibiles. La consommation sera réglée
sur l'appétit. Les repas seront plutôt fréquents
qu'abondants et l'estomac sera d'autant moins
chargé qu'il est plus affaibli ou plus sensible. Trois
à cinq repas par jour avec des intervalles de quatre
à six heures. La physiologie établit que l'homme
a besoin d'une ration alimentaire qui est de la
vingtième à la vingt-cinquième partie du poids du
corps : soit, pour un homme du poids moyen de
65 kilogrammes, 2,750 grammes de matériaux nutritifs qui doivent renfermer un minimum de 20
grammes d'azote et de 300 grammes de carbone.
Telles sont les exigences de l'évolution physiologique contrôlées par les données exactes de la
chimie et de la physiologie.

L'adolescent ne demande guère moins de matériaux plastiques que l'homme fait, car le mouvement de croissance réclame de son côté sa part
de matériaux. Cette quantité d'azote et de carbone
est fournie par une ration alimentaire constituée
d'un kilogramme de pain et de 330 grammes de
bonne viande maigre de bœuf.

Quant à la réparation nécessitée par suite de
l'usure ou combustion organique, il suffira de se
rappeler cette considération que l'homme, par la
combustion de ses tissus et des éléments du sang,
dégage, en vingt-quatre heures, 2,458 calories ;

c'est-à-dire une quantité de chaleur capable de porter à l'ébullition (100° c.), 24 litres et demi de glace fondue ou d'eau à 0° c. (1).

Les matériaux nutritifs seront fournis surtout par la chair des animaux : le bœuf saignant est l'aliment le plus riche. Puis viennent le mouton, le gibier, le veau, la volaille et le poisson ; le lait et ses dérivés, le beurre et le fromage, qui sont très nutritifs. Le chocolat renferme des matériaux alimentaires très riches. Ajoutons-y le vin de Bordeaux vieux et de bonne origine, et nous aurons tous les éléments d'une bonne cuisine. Les légumes offrent peu de matériaux nutritifs; ils sont généralement indigestes quand ils sont pris à l'état de crudité; il est donc préférable de les cuire ou de les étuver. Le pain sera fait avec une farine exempte de produits de sophistication, bien travaillé et bien cuit. Assez souvent, en Belgique, le pain est mal travaillé et trop peu cuit. Cette denrée, de première nécessité, est parfois l'objet d'un trafic et d'une exploitation qui réclament une surveillance sérieuse.

Mais la bonne cuisine peut ne pas suffire. L'es-

---

(1) L'organisme consomme, d'après Cl. Bernard, 240 gr. de carbone et 15 grammes d'hydrogène. Ces deux éléments forment, avec l'oxygène du sang, de l'eau et de l'acide carbonique. Or, la combustion d'un gramme de charbon dégage 8,08 calories : tandis qu'un gramme d'hydrogène en produit 34,5. Le calcul $240 \times 8,08 + 15 \times 35,5$ donne le produit de 2458 unités de chaleur.

tomac peut être trop lent, trop paresseux, trop insuffisant à remplir la tâche qui lui incombe. Le poitrinaire ou le sujet dystrophié peut être amené à devoir recourir au *traitement médical restauratif*.

La tâche du médecin traitant consiste dans ces cas, avant tout, à favoriser le travail digestif. Il pourvoira à l'insuffisance du suc gastrique par la prescription de la pepsine — de 50 centigrammes à 1 gramme par repas — associée à l'acide chlorhydrique dilué. La lactopeptine Richards vaudrait mieux encore, à la dose de 30 à 60 centigrammes par repas. Les peptones vineux de Defresne trouvent ici encore un placement avantageux. Il va de soi qu'il faut s'assurer de la bonne préparation de ces produits, sinon il faut les faire réaliser extemporanément. Le manque de tonicité des organes de la digestion trouve des correctifs dans les toniques amers à la tête desquels nous plaçons la strychnine, la quassine et la gentiane, ainsi que le vin de Huxam. Comme la quantité d'aliments, nécessaire pour fournir les matériaux à la réparation plastique, pourrait dépasser les facultés digestives de l'estomac, nous avons pour habitude de remplacer la quantité par la qualité que nous relevons encore en y ajoutant les ferrugineux et le phosphate de chaux administré en nature.

Une recette qui m'a rendu d'immenses services dans mes tentatives de reconstitution du sang chez divers malades atteints, soit d'anémie, de chloroanémie ou de phtisie, soit de scorbut, d'albuminurie ou de diabète, repose sur l'association des toniques amers purs avec l'arsenic et le lactate de fer. Voici la formule que je me permets de recommander à mes confrères contre les diverses formes d'anémie et de torpeur digestive (c'est la pilule hématogène réalisée par M. Delacre, à Bruxelles) :

<pre>
Pr. Lactate de fer . . .   8 grammes.
    Arséniate de fer . . 20 centigrammes.
    Strychnine. . . .   5   —
    Quassine 50   —
    Extrait de gentiane . 5 grammes.
M. Faites pil. n° 100.
</pre>

On en donne trois par jour ; au milieu du repas, une pilule. Je n'ai jamais trouvé que, formulé ainsi, le fer constipât. S'il y avait constipation, on ferait entrer dans la masse pilulaire de 2 à 3 gr. d'aloës pour 100 pilules.

Ajoutons le chlorhydro-phosphate de chaux liquide de 10 à 20 gouttes par repas, ou solide à la dose de 25 à 50 centigrammes trois fois par jour, et nous aurons formulé un traitement hématogène et réparateur par excellence. M. Dujardin-Beaumetz, de Paris, recommande la formule suivante :

<pre>
Pr. Phosphate de soude. . .   6 grammes.
     —   — potasse . .   3   —
    Vin de Bagnols. . . . . 200 . —
    Sirop d'écorces d'oranges . 60   —
</pre>

En prendre un verre à vin à la fin du repas. Le vin de Bagnols peut être remplacé par un autre vin.

Pour répondre à l'indication restaurative, Polli imagina la *poudre zootrophique* qu'il formula comme suit :

Hypophosphite de chaux	10	parties.
Phosphate de chaux tribasique	10	—
Phosphate de soude	15	—
Carbonate de chaux	10	—
Hyposulfate de magnésie	15	—
Chlorure de sodium	10	—
Bicarbonate de potasse	15	—
Oxyde de fer	10	—
Oxyde de manganèse	2,5	—
Silicate de potasse	2,5	—
	100	parties.

Cette formule complexe comprend tous les éléments minéraux que contient normalement l'organisme et dénote la préoccupation du professeur italien en faveur du traitement restauratif.

Jules Boyer, en vantant ses poudres halophosphato-calcaires (chlorures alcalins et sels phosphatiques) et Churchill, en préconisant les hypophosphites, obéissaient à une indication identique, mais dans une conception plus restreinte : ces praticiens voulaient simplement sursaturer le liquide nourricier de produits phosphatés et calcaires à l'effet d'amener leur précipitation dans la masse gélatineuse qui constitue l'exudat tuberculeux. Ils entendaient crétifier les tumeurs tuberculeuses et les rendre ainsi inoffensives, la nature offrant de nombreux cas de guérison par ce procédé.

Une préparation très recommandable est fournie par le sirop de James Fellows, de Londres. A côté des éléments restauratifs du phosphore et du calcium, il y a des toniques, des excitants de la nutrition, des agents qui modifient ou influencent favorablement les mouvements de fermentation organique auxquels certains physiologistes veulent ramener les opérations vitales. Ces agents sont la strychnine et la quinine. Voici la composition de cette préparation dont on prescrit une à deux cuillerées à thé pendant les repas, de préférence délayées dans de l'eau ou du vin : Hypophosphites de fer, de manganèse, de chaux, de potasse et de quinine avec 1/64 de grain de strychnine par drachme, soit environ un demi-milligramme par gramme de sirop. Nous considérons que, chez l'adulte, le dosage du sirop doit se chiffrer sur le poids de la strychnine y contenue. On ne dépassera donc guère la demi-once ou 15 grammes dans la journée.

La dyscrasie scrofuleuse pourra être attaquée par l'iode concurremment avec le traitement hématogène. La formule pourra, dans ce cas, se prescrire comme suit :

  Pr. Lactate de fer . . . 6 grammes.
    Iodure d'arseni? . . 20 centigr.
    Sulf. strychnine . . 5 —
    Extr. gentiane . . . 3 grammes.
  M. f. pil. n° 100. — 3 ou 4 pilules par jour.

L'eau arsénicale de Court-St-Etienne, prise pendant les repas, peut remplacer les drogues en tout ou en partie.

Chez les enfants, dans les huit premières années, on ne formule pas sous forme pilulaire ; il faudrait dans ce cas réduire la dose de fer, d'iodure arsenical et de strychnine, au moins de moitié, si pas de trois quarts. Ces médicaments se prennent aux repas, parce qu'ils doivent entrer dans le torrent circulatoire avec les produits chylifiés de la digestion.

Dans la médication infantile on pourra aussi recourir aux granules Berthiot au lactate de fer, à la quassine, à la strychnine, aux hypophosphites. En cette matière on s'inspire des conseils de son médecin.

Dans la phtisie proprement dite et dans les états tuberculeux, on peut substituer, dans les pilules hématogènes, l'arséniate d'antimoine ou le sulfate de cuivre à l'arséniate de fer. Le sulfate de cuivre à la dose de 5 centigrammes par jour et l'arséniate d'antimoine à celle de 8 à 12 milligrammes. Ici nous nous rencontrons avec Hugues Bennett pour préconiser l'usage de l'huile de foie de morue, que nous conseillons pendant les mois de l'hiver, d'octobre à mai, à la dose de deux à trois cuillerées à soupe. La formule, que nous prescrivons de prendre une demi-heure après le repas, deux fois par jour au moins, se prescrit ainsi :

Pr. Huile de foie de morue . . . . 500 grammes.
    Chlorhydrophosphate de chaux . 50 —
    Essence d'amandes amères. . . 10 gouttes.

Mêlez et agitez avant de verser.

Aux palais délicats, nous conseillons la substitution du sirop de Vanier à l'huile. A ceux qui ne supportent pas l'huile de morue, nous prescrivons la mixture suivante :

    Pr. Glycérine . . . . . . 150 grammes.
        Sirop tolu. : 150   —
        Chl.-phosph. calcaire. . 15   —

M. une cuillerée après repas.

M. B. Dupuy, propriétaire du sirop de Vanier, a réalisé, sur nos indications, une formule qui réunit les conditions exigées d'une bonne préparation Elle a l'avantage de pouvoir être administrée aux palais délicats et aux enfants qui la prennent avec plaisir :

    Pr. Sirop de Vanier. . . . . . . 100 grammes.
        Chlorhydrophosphate de chaux . 2   —
        Lactophosphate de chaux . . . 2   —
        Glycérine pure 10-   —

On comprend les faveurs dont jouit cette préparation auprès du corps médical et des mères de famille. Elle convient particulièrement dans les états de dénutrition avec maigreur, dans les périodes de dentition et de croissance, dans la grossesse, l'ostéomalacie, la scrofule et les états tuberculeux et phtisiques, ainsi que dans les convalescences relevant de maladies fébriles, longues.

Si les toniques amers assistés des médicaments analeptiques et du traitement hygiénique à détailler plus loin, ne parvenaient pas à réveiller l'estomac de sa torpeur, il faudrait recourir à la méthode de l'alimentation forcée introduite dans la thérapeutique de ces états de dystrophie organique par les éminents cliniciens Debove et Dujardin-Beaumetz, de Paris. L'appareil dont on se sert à cet effet est des plus simples. Il consiste en un tube en caoutchouc mesurant environ 1 mètre 50 centimètres de long et d'un diamètre de 8 à 10 millimètres. On en introduit environ 50 centimètres par l'œsophage dans l'estomac et l'on fait passer les aliments par l'autre bout fixé sur un extonnoir qui reçoit la charge alimentaire (Galante à Paris). Cette méthode de restauration forcée ne peut se pratiquer que dans les états apyrétiques et dans ces formes de phtisie qui ne sont accompagnées que d'un léger mouvement fébrile ; on peut considérer celui-ci comme relevant d'une réaction inflammatoire à reporter sur la déliquescence organique, conséquence de la dystrophie ou de l'atrophie partielle disséminée.

Nous formons le vœu de voir s'ouvrir dans les abattoirs des villes des dispensaires auxquels seraient attachées des médecins convenablement outillés pour procurer aux déshérités de la fortune les bienfaits de l'alimentation forcée par le sang frais des animaux abattus, ce breuvage restaurateur par excellence aujourd'hui répandu en pure perte. Quelle source de richesses et quel foyer de vigueur et de santé ne fournirait pas à la société l'établissement de sanatoriums de ce genre !

En·été, nous proscrivons l'usage des substances grasses et nous nous relâchons des rigueurs du traitement, au grand soulagement du malade qui finit, tôt ou tard, par prendre en horreur un traitement polypharmaque. Cette trève pharmaceutique permet au médecin de mieux insister sur le traitement hygiénique qui est d'une efficacité souveraine, surtout dans les bonnes saisons.

Voilà pour le traitement médical des états dystrophiques. Entrons maintenant dans quelques détails relatifs au traitement hygiénique.

Poitrinaires et vous tous dont la constitution affaiblie et dystrophiée prédispose aux inflammations avec désorganisation des tissus, voulez-vous vous soustraire au sort qui vous menace, rapprochez-vous de la vie primitive au grand air, pour y dépenser votre activité dans les travaux rustiques, les distractions cynégétiques et les excursions à pied, à dos d'âne ou de cheval à travers les plaines et les montagnes. Dans la bonne saison, prenant place sur la banquette d'une embarcation, la rame au poing, remontez le cours de la rivière qui serpente à travers les champs et les prairies émaillées de fleurs. La vie en plein air, dans une atmosphère éclairée et vivifiée par les rayons bienfaisants du soleil, au milieu d'une végétation luxuriante, sur les bords d'une rivière à l'onde pure et limpide que peuple tout un monde de poissons, loin des soucis et des inquiétudes de la vie agitée des centres populeux, n'est-ce pas là le rêve de l'âge d'or, la source de vie où le poitrinaire ira retremper ses forces épuisées et reprendre vigueur et santé?

Mais l'homme aisé des champs et le citadin favorisé par la fortune sont seuls à même de se payer le luxe, peu frayeux, cependant, du séjour à la campagne. Que faudrait-il aux déshérités de la fortune et à ceux que le devoir, les liens et les charges de la famille retiennent loin des exercices bienfaisants de la vie en plein air? Pour eux encore de l'air, de l'air à l'excès, de l'air vivifié par des flots de rayons solaires; de l'eau pure et en abondance, dût l'édilité s'imposer des sacrifices pour la procurer à ses administrés. A côté de cela, une alimentation plantureuse et une profession qui fasse appel à l'action synergique de tous les muscles du corps et qui ne cloue pas le malade sur place. Voilà l'hygiène pour le citadin.

Indiquons donc succinctement les moyens d'arriver à la réalisation des desiderata de l'hygiène publique et privée.

A l'effet de faire appel à l'air et à la lumière, l'édilité a pour mission de percer des rues larges et rectilignes que le soleil puisse inonder de ses rayons et les courants d'air traverser sans encombre. Les eaux ménagères, les résidus des usines et des fabriques s'écouleront par des aqueducs souterrains à large voie et iront se déverser dans des réservoirs ou dans des cours d'eau qui émergent à l'extrémité de la ville. Ces réservoirs occuperont le point opposé à celui par lequel les vents dominants pénètrent dans la ville. On comprend que les courants d'air atmosphériques ne doivent pas se charger des émanations et des miasmes qui s'exhalent des eaux corrompues et faire rentrer dans la cité ces éléments pernicieux à l'éloignement desquels on sacrifie de gros budgets. Si la chose est praticable, on établira le drainage de ces aqueducs par des cours d'eau naturels qui y déverseront tout ou partie de leur débit. Cette irrigation aura pour effet de prévenir la stagnation des échets, les décompositions putrides et conséquemment le développement des germes morbigènes dont la diffusion fortuite ou accidentelle dans l'atmosphère ou dans les eaux de consommation devient càuse de l'explosion de maladies épidémiques qui, à certaines époques ou à l'occasion de certains travaux publics, s'abattent sur les villes et en déciment la population. Aucuns sacrifices ne seront épargnés pour arriver à une distribution abondante d'eaux salubres et propres à la consommation. Des grandes places plantées d'arbres, des jardins publics permettront aux habitants d'y aller chercher les distractions de la promenade et les bienfaits d'un air qui rappelle l'atmosphère tonique et vivifiante des champs.

L'action privée tiendra à cœur de seconder les efforts de l'édilité. Au besoin, une réglementation appuyée sur le code de l'hygiène contraindra les récalcitrants à se conformer aux prescriptions de celle-ci. Les constructions, aménagées d'après les conditions du terrain, présenteront au moins deux façades exposées à l'air libre. Les appartements, compensant par l'élévation l'insuffisance des diamètres transversaux, admettront l'air et la lumière à flots.

Le système d'aération et de ventilation fera un appel incessant à l'air atmosphérique, de façon à établir un échange continuel de l'air extérieur avec l'air intérieur sans exposer l'habitant à la direction des courants inverses. Les systèmes de chauffage et d'éclairage répandront dans les appartements le moins possible de vapeurs, de gaz ou de poussières irritantes. Les poêles en fonte, s'échauffant au rouge, brûlent les particules organiques qui flottent dans l'air, dessèchent l'atmosphère respirable et l'inondent de poussières irritantes qui vous brûlent les voies respiratoires et rallument la toux. Les foyers ouverts, alimentés par des bûches de bois, servent de ventilateurs et projettent dans l'air de l'appartement les vapeurs d'eau qui se dégagent du bois. Ils sont, de ce chef, préférables aux poêles américains qui ont pour but de concentrer le plus de chaleur possible en dépensant le moins de combustible.

La solution de ce problème d'économie domestique fait, il est vrai, beaucoup d'honneur à l'ingénieur, mais celui-ci comprendra que nous ne pouvons tolérer qu'il fasse échec à l'hygiéniste. A tous ces systèmes nous préférons encore le chauffage par des conduits ou tuyaux à courants de vapeurs ou d'air chaud. Le gaz, s'il est indispensable d'y recourir, sera brûlé sous des manchons de verre. Aux vapeurs désagréables du suif nous substituerons la flamme douce de l'huile grasse qui alimente la mêche d'un quinquet. Le pétrole s'est imposé à l'économie domestique : il exige la rectification par distillation.

La loi qui domine l'hygiène des habitations comme celle des villes se réduit à l'apport abondant et continu de la lumière solaire, de l'air pur et de l'eau salubre.

Le poitrinaire, qu'il soit déjà en proie à sa maladie, ou qu'il y soit seulement prédisposé, doit agir avec beaucoup de discernement dans le choix d'un état social. S'il est célibataire, il a toutes les raisons du monde à le rester et à ne pas partager ses misères corporelles avec une compagne. Le commerce du sexe est une source d'épuisement et le phtisique n'a rien à perdre mais beaucoup à gagner. Au point de vue social, ces alliances entre poitrinaires ou de poitrinaire à conjoint sain — ce qui vaut déjà mieux, si le mariage est recherché et inévitable — ne promettent rien qui vaille, la tare originelle des parents devant fatalement retomber sur les descendants. Le bon sens public s'est aperçu de cette vérité et désapprouve ces unions à l'égal des alliances entre consanguins. Pour la femme surtout les conceptions sont une source de spoliations et préparent la ruine prochaine de sa santé. Cette dissipation de forces dont elle eût pu jouir de longues années, en dehors des dangers de la gestation, lui sera nécessairement fatale. Indépendamment des spoliations que la femme subit de la part du concept, elle s'expose encore aux congestions pulmonaires par suite des obstacles que l'état gravide oppose à la circulation du sang. De là une tendance aux hémoptysies, une recrudescence dans l'évolution de l'affection pulmonaire et une aggravation générale qui précipite la terminaison fatale.

Ces considérations tracent aux célibataires et aux gens mariés la ligne de conduite qu'ils ont à suivre.

Quant à la profession, si le choix est permis, on évitera toutes celles qui obligent à une vie sédentaire ou qui exposent à respirer une atmosphère chargée de poussières irritantes ou de vapeurs malsaines. Les métiers et les professions qui sollicitent à des travaux excessifs ou à des veilles prolongées, à des services de nuit, sont encore interdits aux poitrinaires, non moins que les occupations habituelles du bureau ou le travail de cabinet. La profession la plus salutaire est celle qui, tout en mettant à contribution l'activité musculaire du corps entier, permet à l'organisme dystrophié de s'assimiler l'oxygène de l'air pur des champs. La vie agricole est donc le desideratum par excellence de l'hygiène des professions.

Quelle que soit d'ailleurs la profession choisie

ou obligée du poitrinaire, celui-ci est tenu, sous peine de voir la maladie dystrophique poursuivre sa marche fatale, de se livrer à certains exercices qui seuls sont à même d'amender sa situation. Dans ses heures de loisirs, il se livrera aux exercices corporels, en plein air : promenades à pied, équitation, exercices nautiques, voyages de plaisir aux stations balnéaires et par-dessus tout, la gymnastique dont il devra toujours user largement. La gymnastique est l'exercice musculaire avec mesure et méthode. Elle met en activité tout le système musculaire, active la combustion qui est en souffrance, fait appel à l'air respirable et conséquemment dilate la poitrine et sollicite la distension par l'air de tous les lobules pulmonaires. Elle répartit plus harmoniquement la masse totale du sang et favorise la digestion en excitant l'appétit. Par son application aux muscles qui relient les bras à la poitrine, elle agrandit la cage thoracique et concourt puissamment à l'acte de l'hématose qui se trouve le plus en souffrance chez les poitrinaires.

J'ai lu quelque part qu'un père qui mettait tout son bonheur à couler ses jours en société d'une fille unique, dernière consolation qui lui fût restée d'une union heureuse, menacé de voir son enfant payer le tribut à la terrible affection de poitrine, l'avait sauvée en se livrant avec elle à des exercices gymnastiques qui consistaient à mettre en mouvement le système musculaire du corps entier et spécialement celui qui attache les membres thoraciques à la poitrine. S'asseyant face à face, père et fille se saisissaient les mains et se repoussaient alternativement. Cet exercice de balançoire se répétait tous les jours plusieurs fois et se soutenait jusqu'au moment où le retour des couleurs rosées et d'une chaleur bienfaisante eut témoigné, chez la demoiselle, de l'influence salutaire de l'activité musculaire. Inutile d'ajouter que la position de fortune de ces personnes leur permettait, d'autre part, la réparation de l'organisme dans des conditions hygiéniques convenables.

A côté de la gymnastique générale, signalons la gymnastique respiratoire qui consiste à faire des mouvements respiratoires accentués et forcés. *Respirez profond*, répétait sans cesse le docteur Spengler aux phtisiques qui allaient demander la cure de leur affection à la station de Davos, en Suisse, à une altitude de 1500 à 1600 mètres. Le séjour dans les montagnes élevées — soit 800 à 1500 mètres en Europe, 2000 en Asie — nécessite cette gymnastique respiratoire qui fait circuler l'air jusque dans les dernières vésicules pulmonaires et favorise ainsi l'hématose et conséquemment la nutrition générale. A ces altitudes, en effet, l'air, s'il est des plus purs, est aussi moins dense et par là même un volume déterminé d'air renferme une proportion moindre d'oxygène ; le besoin d'air ou, pour mieux dire, de l'agent comburant, se fait donc mieux sentir et cette dyspnée détermine des mouvements respiratoires étendus, énergiques et profonds, au grand bénéfice du patient. Nous rattachons à la respiration forcée l'inhalation d'un air condensé ou comprimé ainsi que celle de l'oxygène pur : le but à atteindre est de favoriser l'hématose. Toutefois la gymnastique respiratoire présente cet avantage sérieux sur la méthode des inhalations qu'elle utilise toute la surface pulmonaire. Il sera donc avantageux de combiner, le cas échéant, les deux méthodes. Les inhalations d'oxygène pur, d'air condensé, pas plus que la respiration d'agents désinfectants par des appareils inhalateurs ne peuvent constituer, à elles seules, des méthodes exclusives ou spécifiques de traitement ; la pathogénie des affections dystrophiques nous dit pourquoi. Nous en dirons autant des séances d'électrisation des muscles de la poitrine qui sont certainement très salutaires. Elles remplissent les indications de la gymnastique respiratoire en favorisant la vitalité des poumons dont l'activité se réveille sous l'excitation des courants dynamiques.

Une question importante et sur laquelle le public ne s'est que trop mépris, c'est celle qui intéresse la température de l'air respiré. La crainte de refroidissements, de bronchites aiguës, de pleuro-pneumonies, détermine beaucoup de poitrinaires à se renfermer chez eux dès le moindre abaissement de température de l'air extérieur. C'est là une erreur grave et fort préjudiciable à cette catégorie de malades. Non pas que nous entendions exposer le phtisique au froid, *exposition que le poitrinaire doit soigneusement éviter quand le corps est en transpiration*, mais nous lui conseillons de s'aguerrir contre le froid et de diriger son éducation physique vers la vie en plein air dans toutes les saisons. Le froid est moins à craindre et moins nuisible que le manque d'exercice ; celui-ci, en relevant la température du corps, permet de braver l'inclémence des saisons. Qu'on prenne des précautions contre les transitions brusques de température, contre les courants d'air froid, surtout quand le corps est échauffé, trèsbien ; mais qu'on se garde de redouter la respiration d'un air froid. Celui-ci est moins redoutable que l'air vicié de ces appartements surchauffés où se ramollit, à l'étuvée, le malheureux phtisique qu'une éducation délicate et irrationnelle condamne à la séquestration pendant les trois quarts de l'année. L'observance des préceptes généraux d'hygiène que nous énonçons dans ces divers paragraphes disposera le phtisique à s'aguerrir au grand air et il n'aura qu'à se féliciter de s'être livré à la vie active du dehors.

Comment doit s'habiller le poitrinaire ? N'en déplaise aux caprices et aux exigences de la mode, nous n'entendons nullement astreindre la plus belle moitié du genre humain à prendre cette élégance factice de formes que donne le corset. L'ampliation de tous les diamètres de la poitrine, pour permettre au champ respiratoire de s'étendre et de répondre aux besoins de l'hématose, doit être l'objet de toute notre sollicitude. Le corset qui serre la taille jusqu'à l'étrangler, doit être condamné. Ce maudit instrument de coquetterie a d'ailleurs le tort grave de comprimer le foie dans lequel s'élabore le liquide nourricier, le sang. La taille, tant chez la femme que chez l'homme, sera donc dégagée et libre et la respiration aisée. Que si la mode, impérieuse et hautaine, guidée par la coquetterie, se sent assez forte pour l'emporter sur les préceptes de l'hygiène et les jouissances précieuses de la santé en amenant l'hygiéniste à composition, engageons au moins la plus intéressante moitié du genre humain à vouloir recourir aux lacets élastiques pour assujettir le corsage. Ces lacets permettent au corset de suivre les mouvements d'expansion de la cage thoracique dans l'acte de la respiration. A ce point de vue, nous leur reconnaissons volontiers le titre d'*hygiéniques*.

Sous prétexte de se prémunir contre les atteintes du froid, il n'est pas convenable de s'envelopper de couches de laine et de flanelle dont le nombre et le poids paralysent la liberté des mouvements. C'est le mouvement, qu'on veuille bien s'en pénétrer, qui doit produire la chaleur et les vêtements ne peuvent avoir pour mission que de conserver celle-ci ou tout au moins de s'opposer à sa déperdition trop prompte par le rayonnement. En conséquence, nous proscrivons ces écharpes qui entourent le cou avec une partie de la tête et de la poitrine, ces par-dessus bourrés de ouate et doublés de fourrures, dont le poids étouffe le phtisique et le rend haletant. Nous conseillons en hiver deux camisoles de flanelle. La couche d'air interposée entre les deux camisoles, jouant le rôle de mauvais conducteur, maintient une température peu variable tout en ne s'opposant pas à la liberté des mouvements que paralysent des vêtements trop épais. Un costume en laine recouvre le tout et dissimule un caleçon de coton ou de flanelle. Un simple foulard en soie garantit le cou contre les courants d'air froid. Des chaussures à semelles solides, en cuir perméable aux vapeurs qui s'exhalent de la peau, revêtent des bas de laine qu'on peut doubler de chaussettes au cœur de l'hiver. En été, le costume sera plus léger. On abandonne une des camisoles ainsi que le caleçon; la laine de la chaussette s'échange contre du coton. Du 1er janvier au 31 décembre, on gardera constamment une camisole de flanelle sur le corps; elle sera à demi-manches même dans la saison estivale. Les demi-manches garantissent l'épaule contre les coups de vent et contre les courants d'air auxquels on est souvent exposé brusquement et qui sont à redouter d'autant plus qu'ils viennent frapper le sommet du poumon, c'est-à-dire la partie la moins résistante de ces organes. Inutile de faire observer que toutes les semaines au moins on changera les camisoles, imprégnées des sécrétions cutanées, contre des vêtements frais.

Ce que nous disons des vêtements s'applique au logement. Des couvertures en laine, en nombre suffisant pour maintenir la chaleur du corps, mais non pour faire transpirer. Suppression des rideaux de lit qui s'opposent à la libre circulation de l'air et condamnent le phtisique à introduire dans les poumons un air vingt fois prérespiré et souillé par les émanations malfaisantes qui se dégagent de son corps. Suppression des tapis qui sont des collecteurs de poussière : il suffit d'une simple carpette étendue au pied du lit. On pousse celui-ci au milieu de l'appartement à l'effet de permettre à l'air de circuler plus librement autour de la couche. La chambre à coucher doit être aménagée d'après les exigences de l'hygiène et non d'après les caprices de la mode et les convenances du *high-life* qui sacrifie tout au luxe. La ventilation exige que portes et fenêtres soient ouvertes en été ; en hiver, on se contente de laisser la porte entr'ouverte. Ni tisanes affadissantes, ni veilleuses à bouffées de fumée, ni parfums, ni senteurs, ni animaux domestiques ne doivent contaminer l'air pur auquel on fera appel par toutes les voies. Le repos de la nuit prendra de huit à neuf heures et le lever sera matinal. A la toilette du matin, avec portes et fenêtres fermées, le poitrinaire se frictionnera la poitrine avec de l'eau fraîche d'abord, puis avec un gant de flanelle. Cette pratique hydrothérapique est des plus salu-

taires : les bains, les douches, les lotions aguer-
rissent la poitrine contre les refroidissements et
préviennent les inflammations *à frigore*. Aussitôt
la toilette achevée, on s'élancera à l'air libre qu'on
respirera à pleins poumons, en se livrant à l'exercice de la promenade ou de quelques jeux de gymnastique.

Cette hygiène-là, tout le monde a le pouvoir sinon le devoir de s'y astreindre et d'en recueillir
les bénéfices. Elle suffit à tous les besoins et se
trouve offrir le moyen le plus puissant, le plus efficace pour le rétablissement complet du phtisique.
Inutile de vanter ses vertus préventives et curatives : chacun est à même d'en saisir l'influence
bienfaisante.

Il nous resterait, pour compléter l'exposé du
traitement hygiénique, à parler des voyages par
terre et par mer, des stations sanitaires hibernales
et thermales. Mais ceci n'intéresse que le phtisique auquel les largesses de la fortune accordent
une faible compensation aux maux physiques dont
il se sent atteint.

Et d'abord ces stations sont-elles indispensables
à la cure ? Évidemment non. Le phtisique peut
guérir chez lui, au milieu des siens, sous quelque
latitude qu'il vive, pourvu que, avec le traitement
général, il suive le traitement hygiénique dont nous
venons de tracer les grandes lignes. Nous sommes
toutefois loin de déconseiller cette expatriation
volontaire chez le poitrinaire riche qui aime à ac-

9

cuser l'inclémence du ciel de son pays natal et nourrit les douces illusions d'un prompt rétablissement dans le Midi. S'il lui faut Cannes, Nice, le Caire ou Alexandrie en Egypte, s'il espère se retremper dans l'air tiède de ces contrées, qu'il se mette en route, sauf à revenir aussitôt que la nostalgie le prend, car le Belge, plus encore que le Français, ne s'expatrie qu'à son corps défendant.

Certes le climat de la Côte méditerranéenne est plus clément que le nôtre ; mais qu'on n'aille pas s'imaginer que l'air chaud convient au phtisique. Au surplus, il y a là les trouées des Pyrénées et des Alpes avec leurs perfides courants d'air, les brumes et les brouillards qui, par-ci par-là, s'élèvent de l'Océan et s'avancent sur les côtes, enveloppant de leur atmosphère humide le voyageur attardé qui pourra payer cher son imprudence ou sa défaillance d'un moment. Mais passons et laissons s'embarquer notre poitrinaire qui va demander au beau ciel d'Italie une santé qu'il se croit, à tort peut-être, refusée par son pays.

Conseillons-lui pour égayer et utiliser son voyage, la lecture de l'ouvrage de Hogel, ce phtisique humoristique qui a écrit, à travers ses pérégrinations, sa propre histoire et signalé les meilleurs points d'arrêt aux poitrinaires soucieux de profiter des avantages de certaines stations.

Il recommande quelques départements du midi de la France encaissés dans des montagnes et embaumés des parfums qui s'échappent des sapinières étendues à perte de vue sur les flancs étagés des collines. Une contrée surtout lui paraît favorable : c'est celle qu'arrosent la Dordogne et la Cère, dans la plaine de Biars, qui présente une nature luxuriante au milieu de laquelle semble se ranimer le poitrinaire épuisé. Hogel y reprenait vigueur en octobre, au départ pour la côte méditerranéenne, et en avril, lorsqu'il quittait Nice, pour regagner les régions du Nord. « La richesse de l'alimentation sur cette terre féconde, la pureté de l'air, la douceur de la température, permettent de laisser de côté, momentanément, toute espèce de médicaments et de se relâcher de son régime, ce qui est un grand soulagement. Il faudrait pouvoir s'établir là du 20 septembre au 10 novembre et du 20 mars au 5 mai. » C'est le traitement hygiénique en plein air que Hogel préconise dans ces quelques lignes que nous découpons de son *Traité de la vie moderne.*

De novembre à mars, le poitrinaire s'installera à Pau, à Cannes, à Cette ou à Nice. Il voyagera à courtes étapes. Nice est l'Eldorado des voyageurs à la recherche des plaisirs et de la santé. C'est le point central des stations hibernales. Une haute colline boisée la protége contre les vents du Nord, et on y entre franchement dans la zone du Midi. Les brouillards y sont à peu près inconnus et les pluies y sont rares. Sous un ciel azuré il s'y étale des plaines verdoyantes, semées de fleurs ou offrant aux regards charmés de riches cultures, témoins irrécusables de la générosité du sol. Nice est le rendez-vous des oisifs et des illustrations du monde littéraire ou artistique comme du roturier que l'or a anobli et du couple amoureux qui va y passer la lune de miel. Au milieu des heureux de la terre on y voit l'infortune et la misère physique étaler la vanité des grandeurs d'ici-bas sous l'écorce fragile d'un corps qui tombe en déliquescence. Navrant contraste qui met en relief l'inanité de nos gloires mondaines comparées au prix inestimable de la jouissance sereine d'une santé à l'abri de toute atteinte.

A ceux que leur éducation physique a aguerris contre la température du Nord, les plateaux de la haute Engadine fourniront pendant le printemps un séjour éminemment salutaire.

Davos et Saint-Moritz y offrent deux stations célèbres. Par leur altitude à 1,550 et à 1,800 mètres, elles favorisent la gymnastique musculaire et respiratoire et justifient leur réputation par l'amélioration qu'elles apportent à la santé défaillante des poitrinaires qui vont y passer une saison.

Il y a vingt ans qu'un médecin allemand, du nom de Spengler, établi à Davos, attira l'attention sur cette station au point de vue de la cure de la phtisie pulmonaire qui y est inconnue parmi les habitants originaires de cette localité.

Au nombre de 12 en 1866, de 90 en 1870, de 300 en 1874, les phtisiques se comptèrent 800 en 1879. La plupart sont Allemands et Anglais (1).

La cure — chose singulière en apparence — s'y fait en plein hiver, d'octobre à avril. Dès mi-novembre la nature y revêt son manteau blanc qu'elle ne quitte plus pour la durée de la saison. L'habitant s'y trouve entre une couche bleu-azur dans laquelle gravitent les astres et un tapis de neige qui crépite sous le pas des voyageurs. La température moyenne s'y tient au-dessous de zéro ; la voici d'ailleurs :

Juin	+ 9° centigr.	Octobre	+ 2° au dessus de 0.
Juillet	+ 12° »	Novembre	— 2°96 au dessous de 0.
Août	+ 11° »	Décembre	— 5°93 » »
Septembre	+ 9° »	Janvier	— 8°13 » »
		Février	— 3°51 » »
		Mars	— 3°45 » »

Les extrêmes oscillent entre + 26° c. et — 29°5 c. La moyenne de l'année est de + 2° à 3°.

La neige y atteint une épaisseur moyenne d'un mètre. La couche est moins épaisse sur les routes.

Constatons, à l'avantage de la station, que la température y subit très peu de variations. Cette uniformité du niveau thermométrique constitue une condition précieuse dans le traitement des affections pulmonaires. Prémuni contre le froid par des vêtements convenables, on n'a guère à

(1) Nous empruntons beaucoup de ces détails au travail de M. H. Picard.

9.

craindre des refroidissements qui, dans les autres stations, réveillent si fréquemment les poussées inflammatoires.

A cet avantage vient se joindre celui de l'absence de brouillards et de poussières irritantes. A ce point de vue Davos est privilégié et l'air y est aussi pur et salubre qu'on pourrait le désirer. Or, l'air est le premier besoin de l'organisme ; on conçoit dès lors déjà l'influence salutaire que doit exercer sur les mouvements fonctionnels du corps un bain d'air de cette nature. Rappelons en même temps que l'altitude qui est de 16 à 1700 mètres, avec une pression barométrique de 61 à 64 centimètres, entraîne un degré assez notable de raréfaction de l'air et conséquemment provoque la gymnastique respiratoire qui s'exécute d'une façon continue. Nous savons que cette exagération des mouvements d'inspiration et d'expiration développe les diamètres de la poitrine et inonde d'air tous les coins et recoins du parenchyme pulmonal, spécialement les sommets qui sont le siége de prédilection du mouvement consomptif, précisément à cause de l'inertie respiratoire de ces extrémités.

Au surplus Davos, appartenant à la latitude méridionale, expose son plateau au soleil du Midi et se défend des vents du Nord par des replis montagneux qui l'abritent. Le soleil y brille d'un éclat incomparable, et le tapis de neige, faisant office de glace, réfléchit les rayons lumineux et calorifiques de l'astre bienfaisant. Le poitrinaire les absorbe largement au plus grand bénéfice de sa santé défaillante. Aussi peut-on voir assis au grand air, à une température très basse, nombre de phtisiques qui, grâce à la chaleur réfléchie, n'ont jamais à se plaindre du froid accusé par le thermomètre.

Signalons enfin la plus grande sécheresse de l'air qu'on respire à Davos. Une conséquence immédiate, c'est que l'air expiré, entraînant beaucoup de vapeur d'eau, et celle-ci étant prise à l'organisme, la combustion organique est activée. Le renouvellement du corps se fait donc activement; l'appétit se réveille, les digestions se font bien et promptement, l'activité vitale et fonctionnelle du corps se trouve sans cesse stimulée; en un mot, l'échelle de la vie dénote un niveau plus élevé. On comprend sans peine que de pareilles conditions climatériques et hygiéniques, assistées d'un régime alimentaire qui ne laisse rien à désirer, Davos s'approvisionnant largement et richement, doivent combattre avec succès les progrès des maladies consomptives et les prévenir à coup sûr chez ceux qui présentent des prédispositions à les contracter. On ne sera donc pas étonné de voir la clientèle de Davos grossir d'année en année et l'exemple de la vie en plein air qu'on y mène engagera les phtisiques à ne pas s'emmurailler six mois par an, sous prétexte de soustraire les voies respiratoires au contact d'un air froid et

vif mille fois plus inoffensif que la vie de claustra-
tion à laquelle se condamne bénévolement le malheureux poitrinaire.

Quelle que soit d'ailleurs la station choisie pour
la cure hibernale, le phtisique doit s'abandonner
aux conseils et à la direction d'un médecin qu'il
choisira dans la localité où il s'installera.

Le retour des beaux jours rappelle généralement
le poitrinaire au foyer natal. Il pourra, comme
Hogel, revenir par les bords de la Cère, s'il quitte
Nice au mois de mars, à Spa s'il quitte Davos en
mai.

La température modérée de nos régions pendant
l'époque estivale, permettra encore au poitrinaire
de consacrer à l'exercice au grand air une partie
de son temps.

Spa, pour les mois de mai et juin, ainsi que pour
septembre ; Ostende, Blankenberghe et les bords
de la mer, pour l'époque caniculaire de juillet-août,
offriront aux gens débilités, des ressources hygiéniques qu'ils chercheraient en vain dans les régions
méridionales.

Quant aux voyages sur mer, il faut réellement
un certain courage pour se condammer à partager
la vie des marins.

Quelques phtisiographes recommandent les excursions sur la Méditerranée, et ont vu des phtisiques résister avec succès aux progrès de leurs
maladie, en faisant la navette de Marseille à
Alexandrie, en Égypte. La vie du pont, surtout si

l'on s'habitue aux exercices gymnastiques du mousse et du matelot, et qu'il est permis de profiter d'une bonne cuisine, ne peut être que salutaire.

Le moment nous semble venu de dire quelques mots sur les cures par les eaux thermales et naturelles. Chacun sait que dans les couches terrestres se rencontrent tous les éléments minéraux qui peuvent exercer une influence heureuse ou tout au moins une modification de certaine importance dans la marche des évolutions de l'organisme considérées dans les phénomènes de nutrition. Que les eaux du ciel répandues sur les flancs des montagnes ou les neiges fondues viennent à filtrer à travers les couches métallifères du sol et jaillir dans les plaines, y constituant des fontaines et des sources à température variable d'après la profondeur que les eaux ont atteinte dans l'écorce du globe, on les voit se charger des principes minéraux qu'elles ont rencontrés dans leur trajet et présenter des propriétés médicinales d'autant plus salutaires à l'homme qu'elles sont l'œuvre de la nature.

Aux endroits où ces sources émergent du sol, s'élèvent bientôt des établissements qui convient les malades à se rendre à ces sanatoriums à l'effet d'y chercher le remède à leurs maux physiques, d'y faire, comme on dit, une cure minérale.

Pour les maladies dystrophiques ne conviennent que deux ordres de sources naturelles ou d'eaux thermales. L'un comprend les agents médicinaux

modificateurs de la nutrition, à action élective sur
le mouvement trophique. Ces agents impriment un
mouvement particulier aux molécules hysto-géné-
tiques ou histolytiques, soit en modifiant leur composition, soit par une réaction résultant de leur
contact avec les particules organiques, soit enfin
en altérant la fermentation organique qui, pour
quelques-uns, résume l'action vitale. La nutrition
ou la fermentation a pris une mauvaise direction
qu'il s'agit de faire rentrer dans l'ordre. C'est par
le fait de l'observation qu'on a pu déterminer les
agents capables d'influencer favorablement les
fonctions de nutrition en ramenant l'évolution organique pervertie vers le type physiologique ou
normal. Cette action se produit lentement et sans
secousses. C'est à cause de cette propriété de modifier la marche de la nutrition que ces agents ont
reçu le nom générique d'*altérants* Les humoristes
les ont encore nommés *fondants* parce qu'ils leur
reconnaissaient comme vertu principale de résoudre les solides, de liquéfier certaines substances
organiques. Dans ce groupe d'agents, nous rencontrons spécialement trois éléments salutaires au
genre d'affections qui nous occupent, ce sont
l'*iode*, le *brome* et l'*arsenic*. Le second ordre comprend les eaux naturelles à éléments reconstituants
de l'organisme, à principes minéralisateurs qui
font partie intégrante des humeurs et des tissus.
Ces eaux tiennent en dissolution des agents médicinaux excitateurs de l'organisme ; telles sont

celles qui contiennent des composés ferrugineux et phosphatiques. A moins d'y associer les eaux iodées ou marines, nous ne connaissons aujourd'hui que les eaux chalybées ou martiales, à *élément ferrugineux*.

A la rigueur, on pourrait considérer les eaux arsénicales comme offrant le trait d'union entre ces deux ordres d'eaux médicinales. L'arsénic n'est pas seulement un altérant, mais il possède en outre des vertus hématogènes et sert de condensateur de l'oxygène dans les liquides avec lesquels il circule.

La Belgique jouit du rare privilège de réunir ces deux groupes d'agents naturels utiles à la modification et à la reconstitution des organismes dystrophiés. Les stations maritimes, par leur atmosphère saturée d'émanations iodées et bromées qui s'échappent du sein de l'Océan, tout autant que par l'eau de mer elle-même, répondent au premier groupe. La fraîcheur de la température dans la saison estivale, les bienfaits de l'hydrothérapie et la respiration d'une atmosphère très salutaire au poitrinaire, recommandent les stations marines et le séjour sur les bords de la mer à cette catégorie de malades qui ont besoin de restaurer leur organisme menacé de dissolution. Les sources fraîchement découvertes de Court-Saint-Étienne, dans le Brabant, accusent une richesse arsénicale qu'on pourra utiliser dans la pratique. Intelligemment conduite, l'exploitation des eaux arsénicales de Court-Saint-Étienne est appelée à rendre de grands services à diverses catégories de malades. Ce sont spécialement les maladies cutanées et les diathèses morbides d'origines diverses, non moins que les maladies dystrophiques prises dans leur ensemble, qui fourniront à ces sources une riche clientèle. Spa, cette perle des stations balnéaires et hygiéniques, avec ses sources multipliées, son air salubre, ses sites pittoresques qui sollicitent la gymnastique musculaire, restera la reine des villes d'eaux. La nature y a répandu ses bienfaits et s'est plue à faire de Spa un jardin de plaisance, un véritable eden. L'antique réputation de cette ville coquette lui attire tous les ans — et c'est justice — des milliers de touristes et de malades à la recherche, qui des distractions et des plaisirs de la vie au milieu d'une civilisation raffinée, qui d'un regain de vitalité et de forces que symbolise le fer.

Nous passons sous silence les stations offrant des sources acidules et alcalines, purgatives et sulfureuses. Ces dernières peuvent être dangereuses et nuisibles chez les poitrinaires, nous avons dit pourquoi. On n'y recourra qu'avec réserve et seulement sur l'ordre exprès de son médecin. Les autres peuvent être de quelque utilité contre la dyspepsie et contre l'état catarrhal des premières voies. L'état saburral de l'estomac peut indiquer le recours à une cure à Vichy, à Ems, à Vals en Ardèche, pour les eaux alcalines ; à Seltz en Nassau, à Pougues en Nivernais et à Condillac dans la Drôme, pour les eaux acidules. Ces cures disposent les premières voies au traitement iodo-bromé, arsénical ou ferrugineux que l'on sait où aller prendre.

Les stations les plus renommées pour leurs sources iodurées sont : Challes, près Chambéry, en Italie ; Saxon, dans le Valais, Suisse ; Saint-Denis, près Blois, sur la Loire ; Heilbrün — source de santé — en Prusse ; enfin Kissingen, en Bavière. On achèvera ces cures par un séjour aux eaux martiales, à Spa, en Belgique ; à Marienbad, en Bohême ; à Schwalbach, dans le Nassau ; à Brucknau, en Allemagne ; à Pyrmont, en Westphalie ; à Cransac, dans l'Aveyron français ; à Rennes-les-Bains et Alet, dans l'Aude ; à Vals, en Ardèche et à Bussang, dans les Vosges.

DEUXIÈME PARTIE

Lecteur, nous allons nous transporter successivement au littoral flandrin, à Spa et à Court-Saint-Étienne, pour y passer succinctement en revue les affections susceptibles d'être favorablement influencées par les ressources variées, hygiéniques et hydrologiques, qu'offrent ces trois stations balnéaires possédant chacune des eaux diversément minéralisées qui répondent à des indications différentes et multiples.

AU LITTORAL

Nous voici descendus à Ostende. Respirez à pleins poumons et humez cette atmosphère à laquelle le goudron des navires mouillés au port et les émanations de la mer ont infusé un parfum qui fortifie et épure les voies respiratoires, puis embaume l'organisme par son cheminement à travers les canaux vasculaires jusque dans les profondeurs des organes et des tissus.

L'air est le premier aliment, le premier besoin de l'organisme vivant. C'est lui qui fournit au corps l'agent comburant, l'oxygène, cet incitateur de l'activité vitale.

Nulle part on ne rencontre un air plus pur, plus riche en éléments respirables qu'aux bords de notre littoral. Ici point de ces miasmes énervants et délétères des grands centres industriels et populeux et, s'il restait quelques traces d'émanations impures, la mer les ferait disparaître : en roulant ses flots qui viennent se briser sur les digues, elle communique ses éléments pulvérisés aux ondes atmosphériques qui se chargent de son parfum et vont purifier et embaumer l'air de la côte dans un rayon étendu de plusieurs kilomètres au delà du littoral.

L'insolation vive de l'atmosphère marine y répand avec prodigalité des rayons de vie qui se communiquent à l'habitant de la côte et lui infusent cette mâle vigueur et ce teint fleuri qu'on se plaît à admirer chez nos pêcheurs de la Flandre maritime. Le soleil n'est-il pas le peintre des couleurs riantes, l'air ensoleillé le grand foyer de vie et le dispensateur de la santé? Quelques écrivains et savants avancent que l'oxygène de l'air marin se trouve ici à l'état naissant, sous forme d'ozone, c'est-à-dire d'agent comburant dans toute son intensité.

Qui plus est, la déclivité du continent atteignant son maximum aux bords de l'océan, l'air y est plus condensé et conséquemment plus respirable que partout ailleurs sur la terre ferme. Cet état de l'air doit conséquemment influencer favorablement les fonctions respiratoires qui sont la clef de voûte du mouvement de combustion organique. Les états pathologiques caractérisés par un manque de respiration doivent se trouver ici dans un excellent milieu pour réduire la dyspnée à son minimum.

L'eau de la mer contient, à côté de produits variés, de l'iode, du brome et du chlore, à l'état de combinaison avec le potassium et le sodium. Les lames, en venant se briser sur la jetée, pulvérisent l'onde liquide et chargent l'air de particules qui tiennent en suspens les éléments renfermés dans le sein de la mer. Plus on s'approche de la côte, plus on hume de particules pulvérulentes, surtout quand la mer est violemment agitée et tourmentée par les vents. A notre avis, c'est l'imprégnation de l'air par ces particules tenant en suspens les sels marins qui produit en bonne partie l'influence thérapeutique qu'on se plaît à reconnaître à ces agents — chlore, brome, iode — dans le traitement des états scrofuleux, tuberculeux et dystrophiques. Il s'ensuit naturellement que le bain d'air pris sur les jetées doit être plus efficace que celui qu'on prend dans les barques et les navires sur la mer, ou à distance des côtes, quand on gagne le continent. Cette considération revêt une grande importance dans le traitement des états morbides qui réclament l'iode, le brome et le chlore. Nous la signalerons en temps et lieu.

A côté de l'air pur, fortifiant et pulvérisé, nous avons l'eau de mer et le sable de la plage qui renferment en abondance les éléments salins médicamenteux et nutritifs.

L'eau se prend en bains. Rarement on la prescrit en boisson. Elle est salée, amère, très mal tolérée par les voies digestives qui la rejettent en partie par le vomissement. Ce qui reste dans les intestins provoque la purgation. Cet effet purgatif est dû principalement à la présence du sulfate de magnésie et du sel marin.

Voici d'ailleurs, dans un tableau synoptique, les données intéressantes sur la composition et les propriétés de l'eau de mer prise à Ostende :

Saveur : Salée, amère, désagréable, provoquant des nausées et des vomissements.

Densité : L'eau distillée ou pure, à 4° C., pèse 1000 grammes par litre. L'eau de mer, à Ostende, en pèse 1027 à 1028 par litre.

Température : De juillet à fin septembre, la moyenne de la température est très peu mobile et oscille entre 17° et 18° centigrades. Il faut prendre la température de l'eau à la profondeur où les baigneurs prennent leurs ébats.

Électro-magnétisme : Les mouvements étendus et incessants de la mer, les phénomènes de combinaison et de décomposition chimique qui s'y produisent incessamment, la grande conductibilité de l'eau pour les fluides magnéto-électriques qui s'établissent entre les pôles de la terre, les phénomènes de phosphorescence... tout démontre que l'Océan est un foyer de dégagement et un conducteur de fluides magnéto-électriques. Cet élément insaisissable ne peut manquer d'exercer son influence sur l'économie animale et l'on est en droit de lui attribuer une part de l'action curative des bains de mer dans certaines névroses et états vitalo-organiques particuliers.

Composition : D'après M. Vandevyvere, de Bruges, l'eau de mer à Ostende fournit à l'analyse les éléments suivants :

Eau, pour 1000 parties. 964
Chlorure de sodium ou sel marin . 23,37
Sulfate de magnésie. 5,28
Chlorure de magnésie 4,86
Bromure de magnésie 1,44
Iodures, fer, potasse, etc., traces sensibles.

N. B. Carbonate et sulfate de chaux, 0,35 pour mille selon d'autres chimistes.

Le sable se charge des principes minéraux contenus dans l'eau marine; il se dessèche rapidement, absorbe une grande somme de calorique quand le soleil y darde ses rayons brûlants à l'époque caniculaire de juillet et d'août. Sa thermalité et sa composition saline lui donnent des propriétés curatives précieuses qu'on utilise dans diverses affections, surtout dans l'arthritis, qu'elle soit de nature scrofuleuse, goutteuse ou rhumatismale. Nous nous rappelons avec une vive satisfaction les résultats inespérés que retira notre digne confrère et ami, M. le docteur Soenens, de l'emploi des bains de sable marin dans certains cas pathologiques qui semblaient défier les ressources de l'art.

Voilà pour les éléments fournis par la mer, par ses eaux, le sol sur lequel elle s'agite et l'air qui la couvre et l'environne.

Relevons enfin, pour parfaire l'énumération de ces précieux éléments de santé, l'influence morale, bienfaisante, exercée sur les malades et les gens dystrophiés par cette expansion de gaîté chez le monde au contact duquel ils vivent, par ces festivités, ces symphonies, ces accents divins qui soulèvent dans les profondeurs de l'âme les plus douces émotions, raniment l'espérance, électrisent l'organisme et y répandent une vie nouvelle, et nous pourrons nous faire une juste idée de la valeur d'une cure opérée au littoral pendant la saison balnéaire qui s'étend du 1ᵉʳ juillet jusqu'à mi-septembre.

Un mot des bains (1). L'installation du service, sous la surveillance de la ville, ne laisse rien à désirer et des établissements particuliers sont éta-

(1) Nous devons à l'obligeance de l'administration communale et de l'aimable directeur des bains, M. Pede, d'avoir pu nous rendre compte *de visu* de l'organisation des services afférents à la balnéation au littoral. La ville et la direction du service balnéaire ont pris toutes les mesures que réclame une organisation intelligente. Au dire de M. Pede il n'y aurait eu, depuis huit ans qu'il est en fonction, aucun accident de mort d'homme à attribuer à l'usage des bains, pour autant que l'administration et le service pussent être mis en cause. Les autorités ne sauraient répondre des conséquences déplorables à mettre sur le compte d'imprudences commises par les baigneurs. Elles doivent se contenter d'y parer dans la mesure de leurs moyens. A cet effet, un service de sauvetage est organisé dans les conditions requises pour l'apport prompt et efficace de secours de toute espèce. Un pavillon convenablement outillé est installé sur la plage et des hommes dévoués, montés sur les barques de sauvetage, surveillent les baigneurs et se tiennent toujours prêts à porter des secours où ceux-ci pourraient être réclamés.

blis en ville pour les personnes qui désirent y prendre les bains à température voulue et prescrite par le médecin.

Voici quelques recommandations d'un haut intérêt pour l'administration des bains et on agira sagement à s'y conformer :

1° La matinée est la meilleure époque de la journée pour entrer à l'eau, surtout si la marée est montante ;

2° Jamais on ne prendra un bain en sortant de table. A-t-on pris un déjeuner léger, on attendra six quarts d'heure. A-t-on dîné, il faudra attendre de 2 à 3 heures. Autant que possible on évitera les bains après les repas et ceux-ci ne se prendront qu'une demi-heure après. Chez les personnes faibles on pourra donner un verre de vin d'Espagne ou un bouillon avec un biscuit ou un dessert ; soit une demi-heure avant le bain ;

3° Il est très dangereux de prendre des bains quand le corps est mouillé de sueurs, de même qu'au moment qu'on vient de faire un voyage fatigant. Il faut reposer le corps, laisser passer la transpiration avant de se jeter à l'eau. Gens affaiblis et vous, hommes pléthoriques et sanguins, craignez les syncopes ou les congestions cérébrales et pulmonaires qui peuvent entraîner la mort subite ou des maladies graves. *Caveant consules.* — Les poitrinaires et les chlorotiques débuteront par des bains tièdes pris à domicile ;

4° La durée du bain sera calculée sur l'effet à

produire. Un bain général de deux à cinq minutes
— bain à la lame, — produit des effets toniques;
il fortifie l'organisme dont il fouette l'activité. Un
bain prolongé de 10 à 20 minutes, — terme qu'on
ne devrait jamais dépasser — débilite, ramollit,
énerve. Il ne convient qu'aux personnes pléthoriques, sanguines. Jamais, au grand jamais, les poitrinaires, les chlorotiques, les constitutions épuisées ne feront usage des bains excédant la durée
de sept à huit minutes. En cette matière les prescriptions du médecin seront sévères;

5° Le bain se prend rapidement. Entré dans
l'eau, on s'y jette tout entier en ne sauvant que la
tête. On prend ses ébats, on rame ou l'on nage le
temps voulu, ou bien on expose le dos et la poitrine aux lames d'eau. Rentré dans la cabine, le
baigneur s'y essuie à sec et se frictionne avec de
la flanelle, s'habille lestement et s'adonne à une
promenade sur la plage ou dans les dunes pour
maintenir la réaction du côté des systèmes musculaire et cutané. Une demi-heure après le bain il
peut prendre son déjeuner.

Une excellente pratique, pour les personnes délicates qui font une cure aux stations marines, consiste à s'habituer aux bains de mer par la pratique
des bains pris à domicile et légèrement chauffés.
Il suffit d'un bain à température variant de 22 à
28° c., la température baissant graduellement du
premier au quatrième bain. La durée du bain sera
de 5 à 12 minutes et on n'en prendra qu'un par

jour, soit deux heures après un léger déjeûner. L'eau de mer alimentera la baignoire. On peut composer une eau marine artificielle en jetant dans l'eau commune deux kilogrammes de sel de cuisine et un demi-kilogramme de sel anglais pour une quantité d'eau de 150 à 250 litres. Cette pratique est recommandable pour toutes les personnes qui se proposent une cure prolongée de six à huit semaines.

Aux personnes très affaiblies nous ne conseillons que les lotions de la poitrine faites à la chambre, avec de l'eau de mer, des bains de pied et des lotions suivies de frictions aux jambes, cuisses, bras et ventre, par séances successives, de manière à faire, en trois ou quatre jours, le tour du corps. Mouvement et exercices gymnastiques, promenades sur la digue après ces ablutions et ces frictions faites avec de la laine ou de la flanelle. Bains d'air multipliés et séjour prolongé sur la plage. Inspirations et expirations fortes et fréquemment répétées, par intervalles de 10 à 20 minutes, surtout lors des promenades le long de la côte.

Le bagage du touriste en quête de santé consiste, pour ses excursions le long de la côte, dans un parasol pour se prémunir contre les rayons ardents du soleil et un waterproof contre les surprises des orages ou de la pluie. Quant aux habillements, nous renvoyons au chapitre premier qui en traite *in extenso*. C'est aux bords de la mer surtout qu'il faut se garer contre les revirements brusques de la température et ne jamais se dépouiller de sa camisole de flanelle et du waterproof, en cas d'excursion surtout.

Abordons les maladies et les états pathologiques qu'on traite avec succès aux bords de la mer : maladies dystrophiques, scrofules et phtisie, tuberculeuse ou non ; maladies du sang caractérisées par l'affaiblissement ; maladies arthritiques et cutanées ; névroses et névralgies. On peut dire qu'il n'est presque pas d'états qui ne s'y modifient avantageusement et cela parce que nulle part les conditions hygiéniques n'existent au même degré et que l'hygiène est à la base de toute médication rationnelle.

Nous n'entendons entretenir le lecteur que des affections dystrophiques et arthritiques.

Scrofules.

Le scrofuleux trahit une constitution lymphatique à l'excès. A l'opposé de ce qu'on remarque chez le poitrinaire, les formes sont replètes, le tissu graisseux prédomine ; les lèvres sont épaisses, le cou développé en épaisseur, la peau doublée d'une puissante couche de graisse ; les ganglions font saillie au cou, s'enflamment à la moindre irritation, s'abcèdent et s'ulcèrent, laissant à la suite du travail ulcératif des cicatrices qui sillonnent les parties découvertes et défigurent le scrofuleux ; les yeux sont larmoyants, rouges, disposés aux inflammations et offrent fréquemment à l'époque de la puberté et de l'âge mûr des taies et des traces d'ulcères qui témoignent des évolutions morbides du jeune âge.

Depuis le tempérament lymphatique pur jusqu'à l'état d'une scrofulose avancée, il y a tous les degrés intermédiaires. Règle générale, ces constitutions offrent les divers degrés de dystrophie organique et les inflammations des organes sont mal disposées à se terminer par voie de résolution franche; une terminaison assez fréquente consiste à amener la dégénérescence dite caséeuse du foyer d'inflammation : c'est la phtisie proprement dite.

Disons tout de suite que de pareilles constitutions sont susceptibles d'être notablement amendées par le régime hygiénique et restauratif et que la cure marine leur est éminemment salutaire. Ce sont en effet les iodures, les bromures, les chlorures qui furent de tout temps considérés comme des agents modificateurs de cet état de nutrition défectueuse. Il est indispensable d'associer à l'action salutaire de ces agents, l'influence curative d'un air fortifiant comme celui de la mer, non moins que l'administration des préparations reconstituantes du sang à base de fer, d'arsénic, de phosphates calcaires, et qu'on retrouve dans les *pilules hématogènes* et le sirop aux hypophosphites de Fellows, de Londres. L'emploi de ces formules réclame de fréquentes interruptions, surtout dans les saisons et les climats chauds : on en prendra six mois par an, avec des intermittences de dix à vingt jours pendant l'hiver, de un à deux mois en été. On pourra même pendant les époques d'intermittence, recourir à l'administration modérée de l'une ou l'autre formule pour éviter les interruptions brusques. De 1 à 3 pilules hématogènes par jour et de 2 à 3 cuillerée à thé ou à café du sirop de Fellows diluées dans cinq à dix fois la quantité d'eau, de vin, de bière... On prend ces remèdes concurremment avec les repas qui en assurent mieux l'absorption.

Nous proscrivons l'huile de foie de morue qui ne convient qu'aux organisations dépourvues de graisse, aux poitrinaires grêles et maigres.

Avec le régime hygiénique général exposé dans la première partie de ce volume, le patient usera largement des bains d'air et des excursions le long des dunes. Les bains de mer à la lame lui seront utiles, s'il les limite quant au nombre et à la durée : Un bain par jour, d'une durée de 2 à 5 minutes, suivi d'une promenade sur la plage ou dans les dunes.

Le patient s'inspirera des conseils de son médecin particulier pour ce qui concerne le règlement en détail des [exercices et du régime de vie et jamais il ne doit s'en rapporter à ses propres lumières dans une question aussi importante d'où dépend le sort de sa santé.

Une affection qui se greffe volontiers sur les

constitutions scrofuleuses, c'est l'inflammation
chronique des articles connue sous le nom de *tumeur blanche*. L'article gonfle, s'enflamme sous la
moindre irritation, le moindre choc, la plus légère
contusion, quelquefois sans motif appréciable.
L'inflammation ne se résout pas. Du pus caséeux
s'y forme et entame lentement les tissus environnants pour se faire jour à l'extérieur. C'est la perte
de la mobilité du membre et une condamnation à
un repos qui peut durer de quelques mois à plusieurs années. C'est dans ces affections que le séjour à la côte flandrine est éminemment salutaire.
L'air tonique et fortifiant de la mer et les bains de
sable marin, naturellement ou artificiellement
chauffé, opèrent des cures qui tiennent du merveilleux. Notre excellent confrère, M. le docteur
Soenens, pratiquant à Ostende dans les années
1860-63, eut l'occasion d'observer et de relater
des cures obtenues par cette méthode et il attribue, autant à l'influence de l'air et des éléments
thérapeutiques renfermés dans l'air et le sable
marin qu'à l'action d'une chaleur douce, l'évolution curative produite dans le foyer de la tumeur.
Les petits malades ensevelissent le membre atteint
dans du sable marin et l'y laissent séjourner deux,
trois, quatre heures. On choisit l'époque du jour,
de midi à trois, quatre, cinq heures de relevée,
alors que le soleil a surchauffé le sable, pour prescrire ces bains. On peut encore faire chauffer le
sable à domicile et prendre le bain chez soi.

11.

L'effet curatif se produira d'autant plus fréquemment qu'on surveillera plus minutieusement le régime hygiénique et restauratif général, tant eu égard au régime culinaire qu'au régime pharmaceutique.

Phtisie ou consomption.

Le poitrinaire auquel nous avons largement tracé la méthode médicatrice dans un chaptre précédent, pourra trouver, à l'époque caniculaire, une station sanitaire sur les bords de notre mer, à Ostende, Blankenberghe, Heyst et Nieuport. Si la fièvre l'a miné, il se trouvera mieux dans les petites stations où il jouira du calme et du repos qui lui sont nécessaires. La belle plage de Blankenberghe peut le réclamer. Il y passera sa vie sous le toit du firmament, sur les bords de l'Océan dont il respirera largement l'air embaumé et vivifiant. Il y trouvera un regain de vitalité et de forces qui lui permettront, sinon de réaliser une cure, tout au moins de prolonger la lutte pour l'existence et de reculer l'échéance fatale. En juillet et août, le phtisique fébricitant pourra gagner la côte pour rentrer dans son foyer dès les premiers jours de septembre, à moins que son état ne lui permette de gagner Spa et d'y faire une cure martiale pendant trois à quatre septenaires.

Le poitrinaire qui couve sa maladie et se trouve sous le coup de l'effervescence fébrile, se fera accompagner de son médecin ou en prendra un dans la station qu'il aura choisie sur les indications de son mentor.

Les non-fébricitants pourront gagner la côte avec l'espoir fondé d'y puiser des forces qui éloigneront le danger de l'invasion de la phtisie consomptive. D'aucuns même y récolteront un rétablissement complet et, pourvu qu'ils persévèrent ensuite dans le traitement hygiénique et restauratif, ils pourront échapper à l'étreinte, trop souvent fatale, de l'ennemi qui les menace.

Aux fébricitants on ne permettra jamais la balnéation. Le séjour à la côte, les promenades dans les dunes, l'exercice respiratoire, l'électrisation de la poitrine, les lotions et les frictions aux diverses parties du corps, un régime si plantureux que possible, deux à trois pilules hématogènes et trois à quatre cuillerées à thé du sirop aux hypophosphites Fellows, l'éloignement de toutes les occupations de la tête, la vie sans soucis et à l'abandon; voilà le régime qu'on doit chercher à assurer au poitrinaire en proie au mouvement fébrile.

Les potions à l'huile de foie de morue seront supprimées dans la saison estivale et on y reviendra en hiver. L'huile de poisson se prendra soit avec le chlorhydrophosphate de chaux, de 1 à 2 grammes par jour, soit avec le sirop Fellows.

Le poitrinaire, non sujet à la fièvre, pourra utiliser les bains toniques à la lame. Seulement il se gardera bien de séjourner plus de deux à trois minutes dans l'eau et il évitera de prendre des bains quand la température de l'air ne lui permet pas de quitter ses habits. Dans cette occurrence, il se contentera d'un bain avec douche à domicile, à température de 20 à 24° c. et un séjour de 5 à 10 minutes.

La gymnastique respiratoire et musculaire pratiquée avec mesure et méthode, sans brusquerie, sans mouvements saccadés, une séance quotidienne d'électrisation des muscles de la poitrine, compléteront ce régime thérapeutique au grand bénéfice du patient.

Arthritis.

On désigne sous ce terme ces états maladifs qui se répercutent sur les articulations surtout et subsidiairement sur les muscles et les nerfs. La goutte et le rhumatisme avec les névralgies dites rhumatismales — telles se présentent la goutte sciatique, certaines névralgies dentaires, faciales, céphaliques, intercostales — prennent à l'état constitutionnel désigné par le terme *arthritique*, un cachet particulier qui réclame un traitement spécial, basé sur la nature du mal, sur sa pathogénie, comme on dit en médecine.

Les personnes atteintes d'arthritis sont généralement douées d'une bonne constitution. Il y a chez elles le plus souvent un excès de l'apport sur l'usure et la dépense organique arrive en retard sur l'assimilation. On se tromperait cependant s'il fallait ériger en système la méthode spoliatrice de traitement. La goutte et le rhumatisme constituent des affections dont la nature est encore entourée de ténèbres trop épaisses pour que nous ne soyons pas forcément amené à y faire un peu de jour, à l'effet de fixer le médecin et le lecteur sur la valeur d'une médication basée sur des principes doctrinaires logiques et confirmée par les résultats cliniques. Nous allons donc retracer ici quelques pages que nous avons écrites ailleurs.

La goutte, comme le rhumatisme, est une maladie constitutionnelle qui se juge primitivement dans le système articulaire. Elle se déclare par accès et débute généralement par l'un ou l'autre gros orteil.

Le goutteux, ne pouvant ou ne voulant s'avouer l'attaque de goutte, vous dira qu'il a fait un faux pas, qu'une pierre ou un objet quelconque lui est tombé sur le pied. C'est une foulure, une contusion, un effort, une chute, un froissement du pied... Le patient sera ingénieux à vous signaler une cause quelconque, mais la goutte ne saurait en être !

Voyons ce qui caractérise l'accès.

L'articulation du gros orteil gonfle, rougit, devient le siége de douleurs quelquefois intolérables, térébrantes. Le mouvement et la marche deviennent douloureux, sinon impossibles. L'empâtement peut gagner le dos du pied. C'est même ce qu'il y a de plus fréquent. Que l'accès soit venu sans motif appréciable ou qu'un effort, un choc, un froissement l'ait entraîné en agissant comme cause occasionnelle qui a provoqué l'explosion de la goutte latente jusque-là, peu importe, nous sommes en présence de la première attaque arthritique.

La goutte se signale par des accès aigus se répétant plus ou moins souvent. Elle affecte une marche, ou plus lente ou plus rapide, vers l'état chronique. Cela dépend des individus ou plutôt des soins qu'ils prennent ou ne prennent pas pour entraver la marche de l'affection. La durée habituellement longue a fait dire à quelque esprit satirique que la goutte est *un brevet de longue vie*. J'aimerais mieux la longue vie sans le brevet.

Si la maladie ne compromet pas l'existence au début, elle n'en est pas moins pénible, douloureuse et finit par abattre les constitutions les plus robustes. La goutte se déclare par poussées, accès ou attaques. Les intervalles, d'une ou de plusieurs années au début, s'abrégent constamment. Un peu plus tôt, un peu plus tard, les accès se déplacent et la maladie envahit d'autres jointures articulaires: les pieds, les mains, les genoux, les coudes, la hanche, l'épaule et jusqu'à la colonne vertébrale même. Le malade *raidit*.

Finalement la goutte gagne les viscères : l'estomac, les intestins, les séreuses abdominale, pleurale, péricardique, méningée ; le cœur, les bronches et le poumon, le cerveau. C'est ce déplacement qu'on nomme *métastase*. Les accès métastatiques sont d'autant plus graves qu'ils attaquent des organes importants et essentiels et ils sont rapidement mortels. *Caveant consules.* Prenez garde : l'alarme est donnée et la machine est prête à sauter. On peut conjurer le danger, surtout si l'on s'y prend à temps. Souvenons-nous toutefois que, si *mieux vaut tard que jamais*, mieux encore vaut prévenir que guérir. Nous verrons tout à l'heure comment on s'y prendra en toute sécurité.

N'anticipons pas.

Existe-t-il des rapports étroits entre la goutte et le rhumatisme ?

Pour la plupart des gens compétents la goutte et le rhumatisme sont frère et sœur, tout au moins cousins germains. Cette assimilation des deux affections a été consacrée par les expressions de *goutte rhumatismale* et de *rhumatisme goutteux*. C'est donc *vert jus et jus vert*. Rappelons encore l'expression de *goutte sciatique*, terme qui désigne cette névropathie si douloureuse et souvent si opiniâtre dont le nerf sciatique est le siége.

Ces deux fléaux, la goutte et le rhumatisme, s'abattent de préférence sur les articulations et dans bien des cas ils se différencient difficilement, Si la goutte ne complique pas le rhumatisme, celui-ci par contre se plaît à tenir compagnie à la goutte.

Ils ont bien des points communs et si leur nature causale et pathogénique n'est pas encore éclaircie suffisamment, il faut au moins reconnaître que la théorie d'une influence nerveuse unique semble présider aux manifestations de la goutte et du rhumatisme. Cette parenté justifie le recours à un traitement unique pour les deux affections, tout au moins dans l'état chronique.

Venons-en aux doctrines sur la goutte.

Pour les uns la goutte est une affection *héréditaire*. C'est un héritage et un patrimoine qui s'impose et qu'on n'est pas libre d'inventorier ou d'accepter sous bénéfice d'inventaire. Il est de fait que c'est la forme la plus grave, la plus tenace, la plus rebelle aux traitements, bien entendu aux traitements tels qu'on les a préconisés jusqu'aujourd'hui. Pour les partisans de l'origine héréditaire la constitution du sujet est franchement arthritique, prédisposée à faire des affections goutteuses ou rhumatismales aux articulations d'abord, un peu partout plus tard. Pour ceux-là la goutte n'est jamais *acquise*, car, sans la prédisposition, pas de manifestations arthritiques.

Est-ce à dire que la goutte s'éteindra avec la race des goutteux? Nous avons de solides raisons de n'en croire rien.

D'autres, tout en admettant l'herédité, enseignent que la goutte peut se gagner, être *acquise* — précieuse acquisition ! — par des gens non prédisposés par droit de naissance à faire la maladie. Chez ceux-là on accuse la bonne chère, les excès dans le boire et le manger, la vie inactive et de cabinet de favoriser son explosion.

Les hommes du métier sont assez unanimes à reconnaître qu'il existe, chez les goutteux comme chez les rhumatisants, un degré d'empoisonnement du sang et des tissus par l'acide urique et les produits de la combustion organique incomplétement comburés dans l'économie. Cette surcharge de déchets encombrants en provoque le dépôt dans les articulations. De là les inflammations arthritiques, l'épaississement et l'induration des articles, ces gonflements et ces raideurs et quelquefois ces abcès qui amènent l'expulsion des produits calcaires et azotés à travers la peau qui recouvre la jointure. Le rhumatisme noueux et la goutte invétérée en offrent des cas assez nombreux.

Cette viciation du sang et des humeurs existe incontestablement, mais elle n'explique pas comme quoi l'article doive en pâtir d'abord plutôt que les autres organes ou tissus du corps. Cette prédilection de la goutte pour les articulations et spécialement pour celle du gros orteil, sur quoi repose-t-elle ? On peut y voir, à la rigueur, un effet de la pesanteur qui entraîne les produits insolubles vers les parties déclives du corps. L'inaction de cette articulation du gros orteil explique même comme quoi le dépôt des matières morbifiques s'y loge de préférence. L'accès ne serait que la réaction inflammatoire qui finirait par avoir raison de la matière peccante et par l'entraîner dans la circulation.

Passe encore pour l'accès à l'orteil et au pied,

mais la pesanteur agit-elle encore pour les articles du bras? Dans le rhumatisme surtout, où
l'inflammation articulaire est très mobile, il faut
une autre explication. Qui plus est, l'attaque goutteuse se déclare même chez les personnes sou-
mises à un régime sévère et présentant une usure
organique qui dépasse les ressources de l'apport.
D'autre part, bien des gens se livrent impunément
aux excès de régime, sont replets et sanguins,
passent la vie dans les conditions les plus favorables à gagner la goutte, et cependant celle-ci n'a
pas de prise sur eux et les articulations restent
indemnes de toute altération. Il ne s'agit donc pas
exclusivement de la prédominance de l'apport sur
l'usure, du retard de la désassimilation sur l'assimilation, de la présence d'humeurs ou de productions peccantes, d'acide urique ou d'autres
matériaux dans le sang, mais d'une cause qui trouble le mouvement de nutrition, tout au moins dans
les articulations. Pour le docteur Dyce Duckworth,
le mouvement trophique ou nutritif des jointures
articulaires est sous la dépendance de centres nerveux qui sont logés dans la moelle allongée. Chez
les goutteux et les gens disposés à faire des rhu-
matismes, ces centres nerveux sont frappés de
torpeur, de subparalysie. Ils sommeillent et ce
défaut d'activité se réflète dans le système articulaire qui n'élabore pas suffisamment la sève nutritive que lui répartit la circulation du sang. De là à
la production de dépôts et de réactions inflamma-

toires, conséquence de l'irritation produite par ces dépôts, il n'y a qu'un pas qu'on franchit aisément. De là encore au traitement par les excitants de ces centres nerveux trophiques, il ne fallait aucun effort. Le colchique ou son principe, la colchicine, était l'agent capable d'électriser ces centres et d'accélérer ainsi le mouvement de nutrition aux articulations. La goutte héréditaire réside tout entière dans la subparalysie de ces centres spéciaux et le colchique fournit le spécifique du traitement antigoutteux. Cette théorie nerveuse est séduisante mais, quoique digne de fixer notre attention, elle est trop exclusive du moment qu'elle affiche la prétention de baser le traitement sur l'emploi isolé du colchique d'automne.

Concluons. Toutes les théories ont du bon, mais ont aussi le tort d'être trop exclusives. Autre chose est en user, autre chose en abuser. Le radicalisme doctrinal et le doctrinarisme servile exposent à l'entêtement et à l'erreur ou à l'aveuglement. A moins de se faire taxer de myopie intellectuelle ou de servilisme, il faut répudier les doctrines exclusives et, en fait d'application, se laisser guider par l'expérience et l'observation clinique.

Prenons donc des théories juste ce qu'il nous en faut pour nous diriger sur le terrain pratique et laissons les savants et les philosophes se livrer aux discussions, enfourcher leur *dada* et s'escrimer entre eux.

Le traitement, un traitement logique et rationnel

qui fait un peu la part de toutes les doctrines et emprunte ses vertus à une heureuse association des dépuratifs et des excitants des centres trophiques : voilà ce qui doit nous préoccuper avant tout.

En parlant de la marche de la goutte nous avons signalé le danger du déplacement de l'accès vers les organes profonds, de ce qu'on appelle la goutte *remontée* ou rentrée, pour mieux rendre le phénomène.

Nous croyons qu'il y a moyen de prévenir ces accidents en suivant religieusement le traitement tel que nous le préconisons dans ces pages. Pour qui n'a pu bénéficier de ce traitement et se trouve sous le coup de l'attaque d'une goutte rentrée, il y a lieu d'appeler au secours le médecin qui ramènera l'accès aux pieds, aux poignets ou aux articles par une révulsion prompte et énergique au moyen de caustiques, de vésicatoires, de sinapismes. Le danger immédiat conjuré, on fera appel à la médication dépurative et dissolvante des productions à base calcaire ou azotée.

Ici pas de traitement spécifique basé sur un agent unique ; pas de confiance aveugle qui frise la témérité ou coudoie l'ignorance.

Il est un proverbe des plus sages qui dit : *deux sûretés valent mieux qu'une.* A ce titre, trois valent mieux que deux.

La sagesse de ce proverbe doit nous engager à faire nos réserves quant à la valeur réelle de tel ou tel traitement qui repose sur une idée théorique ou doctrinale, quel que soit d'ailleurs le mérite du praticien qui le recommande.

Nous ne parlons pas des remèdes secrets et violents dont le danger se gradue sur leur succès à enrayer l'attaque. Couper l'accès, c'est refouler la goutte à l'intérieur et s'exposer à des attaques internes subitement mortelles. Souvenons-nous que l'attaque articulaire est la crise qui juge l'explosion de la goutte et le dérivatif qui éloigne le danger immédiat. Elle est l'effet de la cause qui, dans l'espèce, réside dans une viciation du sang et des humeurs ; ceux-ci s'épurent par les articles attaqués. Supprimer l'accès, sans porter le remède du côté de la cause sans procéder au préalable à l'épuration du sang, au rétablissement de l'équilibre dans le mouvement trophique ou nutritif, c'est courir au devant du danger, enfermer le loup dans la bergerie. Insanité ou ignorance, on la payera de la vie.

Donc pas de violence, pas de brusquerie, pas de remèdes suppressifs de l'accès. Il suffit d'interroge la famille des malheureux goutteux qui usèrent de ces remèdes curatifs ou suspensifs de l'accès pour se faire une idée du nombre effrayant de morts subites qu'on saura à quoi attribuer.

Mais passons et jetons un rapide coup d'œil sur les traitements recommandés par des praticiens éminents.

Pour Bazin, de Paris, les alcalins et le colchique

doivent pouvoir juger la maladie. Le colchique toutefois n'était opposé qu'aux attaques fébriles de l'arthritis. L'eau de Vichy, mais surtout l'eau de la source dite *Reine de Vals* (en Ardèche), est très recommmandable comme usage quotidien. Soit une bouteille *Reine de Vals* aux repas. Nous recommandons cette source comme remède adjuvant d'un traitement logique. Sa faible alcalinité la rend digeste et agréable.

Nous pouvons croire qu'Oscar Wyss, de Zurich, a obtenu des guérisons de la goutte par l'usage quotidien soutenu de trois prises d'iodure de potassium, chacune du poids de trente centigrammes. Cet agent est un puissant épurateur du sang et un bon dissolvant des concrétions de toute na re. Il y a lieu de le conserver dans le traitement de la goutte.

Il en est de même du carbonate de lithine vanté par le professeur Ditterich et reconnu comme un spécifique pour obtenir la dissolution des concrétions de la goutte. Ditterich en prescrivait quarante centigrammes par jour. Il enregistre nombre de beaux résultats.

Compris entre les doses de 40 à 80 centigrammes par jour, l'iodure de potassium et le carbonate de lithine sont inoffensifs et ne sauraient agir que favorablement sur le mouvement nutritif. Ils entrent à ces doses dans l'élixir antigoutteux.

Bouchardat insiste sur l'emploi d'un sirop dépuratif préparé avec les cinq racines dépuratives et l'acétate de potasse. C'est donc l'alcalinisation, comme base de l'épuration des fluides organiques L'eau de la *Reine de Vals* et l'iodure avec la lithine répondent mieux aux indications thérapeutiques.

Certains praticiens se contentent de prescrire les purgatifs, surtout ceux à action sur le foie et dits cholagogues : tels sont la rhubarbe, l'aloës et quelques sels. Les amers eux-mêmes peuvent rendre des services dans cette voie médicatrice. Les plus exaltés veulent un flux de ventre à l'état de permanence et établissent le drainage abdominal. C'est inutile, voire même irrationnel et dangereux à cause des maladies intestinales qu'on provoque à la longue, et il suffit de régulariser les fonctions du foie et de l'intestin éjectif en provoquant une ou deux selles molles par jour. C'est surtout la pilule antigoutteuse qui atteint ce résultat favorable.

Aux méthodes exclusives et outrées fondées sur une doctrine trop absolue, un point de vue trop unique, opposons un traitement physiologique qui réponde à des indications multiples, ramène la composition des fluides organiques-nutritifs à leur état normal et assure ainsi l'accomplissement régulier des fonctions dévolues aux appareils de l'économie animale.

Nous sommes en droit d'affirmer que le traitement rationnel s'appuie sur l'hygiène et le régime de vie en même temps que sur la médication pharmaceutique.

On évitera soigneusement tout refroidissement surtout quand le corps est en transpiration. La sueur rentrée provoquera l'accès de goutte et les articles poursuivront le travail épurateur supprimé ou entravé du côté de la peau. Le séjour des pieds sur des dalles froides et humides sollicite l'offense pathogène. Nous avons constaté assez souvent l'influence de pareil séjour pour être édifié sur la nocivité des dalles froides et humides dans la pathogénie des accès.

Un mot sur le traitement *hygiénique* : L'activité des appareils et des organes assure leur vigueur, leur développement et l'accomplissement régulier des fonctions qui leur sont dévolues. Donc la vie active, les exercices musculaires et gymnastiques, l'équitation, les promenades, les excursions aux stations balnéaires et les voyages constitueront une excellente digression aux occupations professionnelles. Les bains hebdomadaires, les douches électriques, l'usage des eaux thermales et alcalines assureront les fonctions de la peau et l'équilibre du mouvement nutritif. Aix-la-Chapelle et les Eaux-Bonnes (Pyrénées), les sources sulfureuses thermales conviennent particulièrement aux goutteux qui présentent les articles raidis et tuméfiés, envahis par les dépôts tophacés. Vichy offre une station alcaline et l'eau de la Reine de Vals, à table, ne peut que convenir aux arthritiques. On se guidera sur les indications du médecin traitant de la localité qu'on fréquente.

Dans l'époque caniculaire de juillet et d'août aucun séjour ne vaut celui au littoral.

D'abord on y a la balnéation à chaud comme partout ailleurs; on y a le bain chaud de sable qui est très utile dans ces affections, et l'on peut s'y livrer aux exercices corporels qu'on ne peut s'accorder aux stations sanitaires de l'intérieur. En effet, les hautes températures sont un obstacle au mouvement et aux excursions à pied ou à cheval. Or, l'immobilité, le repos est ce qu'il y a de plus préjudiciable à cette catégorie de malades. Aux bords de la mer la température est plus modérée et l'on peut sortir et se promener sur la plage ou sur les bords de la mer à toute heure du jour, quitte à se prémunir contre l'insolation trop vive du milieu du jour au moyen d'un parasol qu'on emporte constamment avec soi. Une fois la saison caniculaire passée, ces malades gagneront les sources thermales et sulfureuses d'Aix-la-Chapelle ou Chaudfontaine, près de Liége, pour y achever leur cure.

Rentrées dans leur foyer, les personnes affligées de manifestations arthritiques agiront sagement à maintenir l'équilibre dans la composition des fluides organiques par un régime approprié et le recours aux agents dépuratifs des remèdes anti-arthritiques pris avec modération et persévérance.

Régime restauratif. La goutte n'est pas due aux excès de table, mais au défaut de désassimilation, à la rétention dans le sang et dans les tissus de matériaux incomplétement comburés dans l'économie. Si la vie active y remédie en partie en favorisant la combustion organique, les épurateurs et les stimulants médicinaux peuvent seuls ramener l'équilibre et s'imposent nécessairement.

A ne consulter que le règne zoologique, on remarque que les animaux carnivores échappent à l'arthritis, aux affections des articulations dont souffrent les seuls animaux herbivores. S'il est vrai que les carnivores se déplacent beaucoup et se donnent bien du mouvement, il n'en est pas moins admissible que le régime nutritif doit être pour quelque chose dans cette immunité par rapport aux maladies articulaires. L'homme est omnivore ; mais plus il consomme de légumes et réduit l'usage des viandes, plus il s'expose aux accès de goutte. La sévérité et les rigueurs du régime, le carême et l'abstinence ne sauvent pas le goutteux de ses accès arthritiques. Il est même facile de constater que l'épuisement par le régime entraîne la forme atonique de la goutte, forme bien plus dangereuse que la forme sthénique. La prostration s'empare du goutteux mal nourri qui est menacé de s'éteindre dans le marasme. Il y a donc lieu de nourrir les goutteux. Le fourneau et la cave seront largement ouverts en tout temps et surtout du moment que la constitution décline, que la faiblesse] tend à prendre le dessus, que les forces baissent, que la pâleur et la maigreur se dessinent. Ce degré d'atonie et d'anémie est dangereux et doit nous avertir d'une fin prochaine qu'il ne sera possible d'éloigner et de prévenir que par le recours à un régime substantiel.

Qu'on se le tienne pour dit : une livre de bœuf saignant et une bonne bouteille de vin de Bordeaux bien dépouillé assureront mieux la vigueur et la santé que le lait battu et les soupes au poireau.

Il n'y a que les grands dîners à répétition qu'il y aura lieu d'éviter, moins pour les excès de table que parce qu'ils condamnent le goutteux à l'inaction et à l'immobilité.

Un petit verre de l'élixir et quelques pilules antigoutteuses suffiront à rétablir l'équilibre s'il y a excès de l'apport. L'essentiel, c'est que le fonds ne vienne pas à manquer. Nous proscrivons donc le régime de la diète et ne recommandons la modération qu'au moment des attaques aiguës. *In medio virtus*, le juste milieu : c'est le cas d'en appeler à l'enseignement de ce sage dicton.

Ces considérations nous feront comprendre le sens de cette parole sentencieuse d'un des plus grands praticiens des temps passés, le fameux Sydenham, surnommé l'Hippocrate anglais, qui fut goutteux lui-même. « *Si tu prends du vin*, dit Sydenham, *tu bois la goutte. Si tu n'en prends pas, la goutte te prend.* » Ces paroles signifient que les excès de table donnent la goutte tout comme les privations et la diète. La première forme est sthénique, l'autre atonique. Le système d'épuration et la méthode médicatrice d'excitation des centres trophiques doivent avoir raison de l'une et de l'autre. C'est ce rôle salutaire que doit atteindre le *Régime pharmaceutique*. Nous pouvons le dégager des pages qui précèdent. Il repose sur les dépurateurs du sang, les lithontriptiques ou les dissolvants des concrétions et des produits tophacés qui s'emmagasinent dans les articulations.

Aux agents signalés déjà il y a lieu d'associer l'excitant spécial des centres trophiques, le colchique et la colchicine. La teinture des semences fraîches du colchique d'automne entre à faible dose — 30 centigrammes par cuillerée — dans l'élixir et y associe son action salutaire à celle de 20 centigrammes d'iodure et de 10 centigrammes de carbonate ou de citrate de lithine par cuillerée. La colchicine est introduite dans la pilule antigoutteuse au poids d'un milligramme par pilule. Elle y joue son rôle spécial avec les principes actifs de la rhubarbe et de l'aloës et un extractif amer, associés à dose modérée, expérimentalement établie de manière à solliciter un travail régulateur du foie et des intestins. Cet effet est obtenu quand le patient quitte journellement deux selles molles. Selon la sensibilité des constitutions, on usera de deux à quatre pilules par jour. L'absorption quotidienne d'un à deux petits verres de l'élixir antigoutteux produira, de son côté, les effets lithrontriptiques qu'on est en droit d'attendre de cette préparation bienfaisante et préviendra les dépôts dans les articulations en même temps qu'elle corrigera la composition vicieuse des fluides nutritifs.

Il y aura avantage à combiner l'emploi de l'élixir avec celui des pilules, quitte à alterner de temps à autre pour prévenir l'accoutumance. On diluera l'élixir dans de l'eau et on prendra les remèdes plutôt après les repas qu'avant. Ils seront mieux tolérés.

Si, pour la marche chronique, il peut suffire de 2 pilules et de 2 cuillerées par jour, il est évident que dans les crises aiguës il faudra élever la dose sans dépasser le maximum qui oscille entre 3 et 5 cuillerées et autant de pilules pour l'espace de 24 heures. Ce ne serait que sur les indications du médecin et le degré de résistance particulière au malade qu'on pourrait forcer ces doses que nous ne dépassons jamais, l'effet voulu se produisant régulièrement et le plus souvent à des doses moyennes de 2 cuillerées et d'autant de pilules. Des instructions spéciales accompagnent les produits et règlent le mode de leur emploi.

Sitôt l'acuité du mal abattue, on réduit insensiblement les doses à un minimum de deux prises par jour.

Les personnes souffrantes feront bien de se régler sur les conseils du médecin traitant qui, connaissant la valeur et la composition des préparations, en fixera l'emploi au plus grand bénéfice de son client.

Nous n'avons qu'une observation à faire suivre

13

à cet exposé, c'est que le résultat curatif de ce traitement ne veut pas être brusqué. A l'ennemi qui envahit pied par pied le terrain constitutionnel, il faut opposer une force expulsive qui lui fasse rendre pied par pied le champ envahi. La ténacité dans la lutte et la persévérante réaction assureront seules une victoire définitive. A chaque jour suffit sa tâche et la consolidation de la santé est l'œuvre de tous les jours. Cette observation engagera le goutteux et le rhumatisant à revenir de temps à à autre l'usage des remèdes antiarthritiques et à la cure aux stations sanitaires. S'il n'y a plus lieu de guérir, il sera prudent de prévenir le mal. Livré aux pieuses méditations des intéressés.

Bouclons nos malles, lecteur, et en route pour Spa.

A S P A

Spa est une petite ville de 6000 habitants, située dans la province de Liége, sur la voie ferrée du Luxembourg, à douze kilomètres de Pepinster, point de raccordement entre les lignes de Liége à Cologne et de Liége à Luxembourg. Spa appartient au pays des Ardennes.

La ville bâtie offre peu d'étendue et les maisons très proprettes y sont alignées le long de rues tirées au cordon comme à Ostende. Ainsi qu'en témoignent des constructions récentes, le génie architectural a pénétré à Spa. Signalons l'Hôtel des Bains, le monument de Pierre le Grand qui abrite la source du Pouhon, la construction nouvelle érigée au Parc et dite Galerie Léopold II. Ces créations sont venues embellir notre charmante station ferrugineuse qui possédait déjà le Casino avec ses splendides salons, les belles églises catholique et anglicane et quelques hôtels et villas aussi riches qu'intéressants au point de vue d'un séjour agréable et confortable.

A côté de nombreux hôtels accessibles à toutes les bourses, nombre de maisons particulières offrent des quartiers et des étages à louer. Les Spadois, habitués à vivre au milieu de toutes les nations, sont affables et hospitaliers. Les étrangers y sont chez eux et l'on peut y mener la vie à bon compte. De mai à octobre, la population de Spa est doublée et l'on y entend parler toutes les langues du vieux et du nouveau continent.

Une crête montagneuse, émergeant de 400 à 450 mètres au-dessus du niveau de la mer, borde et domine la ville dans la direction Nord-Est. Elle y fait office de paravent et protège la petite cité contre l'impétuosité des courants aériens du Nord. On la gravit par une pente douce le long d'un chemin taillé dans le roc ou par des sentiers escarpés qui serpentent dans le taillis. Tout au sommet de la colline est bâti le restaurant d'*Annette et de Lubin*, d'où le regard embrasse une charmante pelouse du vert le plus tendre, puis va se perdre au loin dans les fagnes qui se développent à perte de vue. Saisissant panorama qu'on se plaît à revoir! Nous nous y arrêtâmes toujours avec plaisir. Escaladant les sentiers taillés à pic qui grimpent à travers le taillis de chaîneaux, et accoudé à quelque solide branche, au sommet d'une éclaircie habilement ménagée par des coupes heureuses pratiquées dans le bois, nous pouvions embrasser du regard et la ville couchée à nos pieds et ses splendides avenues bordées de longues files d'arbres séculaires qui étalent majestueusement leurs couronnes touffues et interdisent l'accès des rayons brûlants du soleil aux promeneurs innombrables qui flânent à toute heure sous le frais de ce toit de verdure. A notre droite s'allongent le Parc et les Galeries de Léopold II et les échos harmonieux dont des phalanges artistiques font résonner l'air, montent joyeux jusqu'à nous... On y est tout yeux, tout oreilles. Le terrain schisteux y revêt une robe du vert le plus riche, se plie et se replie, creusant des vallons et faisant jaillir des crêtes, des rochers et des mamelons qui, surgissant partout, disputent aux nombreux filets d'eau leur passage et les contraignent à mille détours capricieux à travers le taillis et les plantations qui prennent pied dans le roc.

L'air de Spa et de ses environs est pur et salubre, grâce à la constitution du sol qui est imperméable et assure par ses plans d'inclinaison un rapide écoulement aux eaux de pluie. Cette disposition du terrain explique comme quoi les maladies à germe infectieux y sont inconnues. La science, depuis les belles découvertes de Pasteur et de Tyndall, tend à établir de jour en jour mieux la doctrine de la genèse des maladies contagieuses et épidémiques par la formation de germes spéciaux, de ferments nuisibles, de microbes nosogènes qui se développent dans les couches de l'écorce terrestre grâce à l'entraînement des matières organiques qui s'y engagent avec les eaux pluviales, s'y déposent, s'y désagrègent et dégagent des corpuscules-ferments, résultat de leur dissociation. Ces germes s'arrêtent dans le sol poreux. Mais que le niveau des eaux souterraines s'élève à la suite d'une période de pluies et l'air, chassé devant le flot qui monte, entraîne dans l'atmosphère ces débris pestilentiels et ces microphytes que l'homme respire, dont il se sature et qui, pour certains d'entre nous, produisent les ravages connus sous les noms divers d'infection typhoïde, diphthéritique, malaréenne... A Spa, ces affections n'éclatent jamais ; l'air atmosphérique y est indemne de ces éléments de destruction et nous savons pourquoi.

Il n'y a ni hyperbole ni exagération à dire que la nature et l'art se sont rencontrés pour faire de notre coquette ville de bains un véritable Eden, une oasis où l'on trouve prodigués les richesses et les agréments de la végétation, des sources minérales, d'une admosphère pure et fortifiante et de splendides promenades diversément attrayantes.

Ajoutons qu'une administration intelligente y multiplie les fêtes, les concerts, les soirées dansantes, les illuminations féeriques, y introduit et entretient tous les genres de distractions capables d'attirer et de retenir le monde du high-life, les touristes et les voyageurs en villégiature, non moins que les impotents et les infirmes en quête de santé et de vigueur. Il n'y a pas, même pour la catégorie des voyageurs à la recherche de la santé, que les sources ferrugineuses et la balnéation qui leur soient salutaires. Les dieux tutélaires des anciens chargés de distiller la vie dans les eaux de source et de leur infuser des vertus divines, n'opèrent pas plus de miracles que les sorciers de nos jours. Les bienfaits d'une cure à Spa ne sont guère imputables à ses sources qui ne jouent qu'un rôle accessoire dans la reconstitution du sang, car on peut prendre ces eaux chez soi, loin du pittoresque pays des Ardennes, voire même les remplacer par des produits plus actifs et plus puissants. Ce qui fait la valeur d'une cure à Spa, c'est le milieu nouveau et salutaire dans lequel le patient vient se réconforter. Ici il est éloigné des soucis et des inquiétudes de la vie affairée qui le brisait ; il respire un air pur et bienfaisant au milieu duquel il s'adonne aux exercices gymnastiques si salutaires qu'entraînent forcément les excursions aux sites charmants et accidentés qui entourent cette perle des stations balnéaires. C'est à la vie hygiénique par excellence qu'il y mène et qui contribue, avec les ressources des eaux, de la balnéation et de l'absorption des principes minéralisés, à lui assurer les bienfaits d'une cure, qu'il y a lieu d'attribuer les vertus médicatrices de notre charmante ville de bains. Qu'on s'en souvienne et qu'on s'en pénètre bien, si l'on veut profiter d'une saison consacrée au recouvrement de la santé.

Nous n'avons pas à assumer le rôle de conduire le touriste dans ses excursions autour de Spa, ni à lui tracer son itinéraire. Notre mission, à nous médecin, consiste à servir de guide à la santé défaillante de notre lecteur et à lui tracer la voie à suivre dans son séjour à Spa.

Pour le régime hygiénique et restauratif, nous le renvoyons aux chapitres précédents qui détaillent l'hygiène et en tracent les grandes lignes. Nous n'avons ici qu'à parler des sources de Spa, de son système de balnéation, du régime spécial qu'y peut suivre le malade et finalement du groupe d'affections susceptibles d'être influencées favorablement par le séjour aux eaux de Spa.

Au centre de la ville se trouvent les sources des Pouhons de Pierre le Grand et du Prince de Condé, avec l'hôtel des bains. Aux alentours de Spa, sur le trajet de la Promenade du Tour des fontaines, se présentent successivement les sources ferrugineuses du Barisart, à un kilomètre de la ville, de la Géronstère, de la Sauvenière et du Groesbeck, du Tonnelet et du Nivezé qui toutes rayonnent autour de la ville à une distance moyenne de trois kilomètres. Toutes ces stations, délicieuses villas-restaurants, sont reliées entre elles par de belles drèves ombragées et macadamisées. Barisart et la Géronstère, distants de 15 à 20 minutes, offrent un sentier de jonction à travers le bois; admirable promenade affectionnée par le grand Meyerbeer qui lui a laissé son nom. A quelques centaines de mètres sur la route qui relie la Géronstère à la Sauvenière, on s'engage dans le bois pour parcourir la pittoresque *promenade des artistes* qui nous amène à cette dernière source. Voyage-t-on en voiture, on envoie le cocher gagner cette dernière station et l'on fait de pied le trajet par ces deux ravissantes promenades.

On boit un verre à Barisart ; on déjeûne à la Géronstère ; on déguste la source de la Sauvenière ; on est rendu vers 11 heures à l'hôtel des Bains. On y prend son bain d'après les indications du médecin. Suit un second déjeûner et l'on va se distraire à la promenade de Sept-Heures où l'on se régale d'un beau concert. Il est deux ou trois heures. On peut aller voir *Annette et Lubin*, jouir du spectacle d'une nature luxuriante de verdure et passer une heure à son quartier, faire sa correspondance. On fait une visite au Pouhon et on dîne de 5 à 6 heures pour couler la soirée au concert du soir, au Casino, au théâtre. Ce programme peut subir des variations sans fin. On débute souvent par le bain et l'on va déjeûner à la Géronstère.

Revenons aux sources et voyons ce qu'elles nous offrent.

Ce qui frappe à première vue c'est la richesse en éléments ferrugineux et en gaz acide carbonique. Les eaux de Spa sont donc des sources ferrugineuses acidules.

Pour 10,000 parties d'eau en poids :

	POUHON.	TONNELET.	NIVEZÉ.	SAUVENIÈRE.	GROESBECK.	GÉRONSTÈRE.	BARISART.	BAINS (réservoir sud).
Densité	1,0014785	1,0007990	1,0008630	1,0006315	1,00070	1,000802	1,000890	1,000729
Température centigr. en été .	10°.8	9°.8	9°.7	10°,2	10°,1	10°,1	10°,2	14°
Acide carbonique libre	25,5278	21,5230	21,4238	24,0707	21,9220	20,1077	23,9540	19,7182
Bicarbonate de sodium	1,2222	0,6593	0,1259	0,6035	0,2153	0,3553	0,1334	0,1066
Id. potassium . . .	0,1182	0,0236	0,0319	0,0784	0,0813	0,0661	0,0315	0,0354
Id. calcium	0,4050	0,5612	0,6216	1,2655	0,5670	1,6163	0,4143	0,6793
Id. magnésium . .	0,1825	0,1332	0,2044	0,6821	0,5429	1,3711	0,6697	0,2075
Id. fer	1,9647	0,6230	0,9901	0,7715	0,7056	0,5565	0,5166	1,0848
Id. manganèse . .	0,0386	0,0162	0,0242	0,0162	0,0443	0,0157	0,0138	0,0165
Chlorure de sodium.	0,5402	0,0766	0,1009	0,0829	0,0729	0,1420	0,1577	0,0998
Sulfate de sodium.	0,2316	0,0367	0,2937	0,0438	0,0240	0,0287	0,1284	0,2754
Silice.	0,4900	0,1402	0,1140	0,1088	0,9813	0,1580	0,3126	0,4150
Alumine	0,1430	0,0650	0,1300	0,0458	0,0457	0,0345	0,0552	0,0783
Hydrogène sulfuré	0,0011039	—	0,000040157	—	—	0,0064283456	—	0,00812166
Résidu sec	6,1100	1,3000	1,6900	2,1470	1,9880	2,8650	0,5550	1,7000

Matières organiques indéterminées ; traces de lithine, d'acide phosphorique et d'acide nitrique ; oxygène, azote et hydrogène carboné. — Pour les états anémiques usons du Pouhon : chez les tuberculeux et les rachitiques ordonnons la Sauvenière et la Géronstère où une partie du fer est remplacée par du calcium.

La richesse des eaux de Spa en élément ferrugineux est telle qu'elle éclipse toutes les sources rivales. Schwalbach et Saint-Moritz ne viennent qu'en seconde ligne.

En jetant un coup d'œil sur le tableau de la composition des eaux des diverses sources, œuvre de MM. Chandelon et Kupfferschlaeger, Donny et Swarts, professeurs aux Universités de l'Etat, à Liége et à Gand, on remarquera que les eaux sont franchement *ferrugineuses acidules* et *légèrement sulfureuses,* surtout celle de la Géronstère. Le débit du Pouhon est riche en éléments ferrugineux. Cette fontaine peut être appelée la Reine des sources ferrugineuses de Spa et peut-être du monde entier. Elle suffit à tous les besoins et, située au centre de la ville, elle est accessible à tous les malades et à tous les impotents.

L'eau utilisée aux bains est encore très riche en éléments ferrugineux et en gaz acide carbonique, et le voisinage de l'hôtel des bains et de la Fontaine de Pierre-le-Grand, communément appelée le Pouhon, offre toutes les facilités au traitement par la balnéation et les voies d'absorption internes.

A toutes les sources la ville a assuré le service gratuit du débit des eaux. On en boit à satiété ou plutôt on s'en réfère aux avis du médecin pour le choix de la source, les heures de la consommation et la fixation de la quantité d'eau ferrugineuse à consommer dans la journée. Les mêmes précautions sont de saison pour la balnéation.

Un somptueux palais, œuvre capitale de l'archi-
tecte Suys qui construisit la Bourse de Bruxelles,
y invite les étrangers aux bienfaits de la balnéation.

L'établissement présente 52 cabinets de bains
dont six sont pourvus d'un appareil à douche mobile, dite douche Tivoli. Deux salles où l'on a installé des appareils fournissant de grandes douches
à haute pression ; deux autres salles où l'on peut
administrer des douches ordinaires et hydrothéra-
peutiques ; deux salles munies d'un appareil qui
assure les ressources de l'hydrosudopathie ; diverses autres salles à douches, bassins d'immer-
sion, bains de boues ferrugineuses, douches à vapeur, etc., assurent à cette installation modèle
toutes les ressources de la balnéothérapie à froid,
à chaud, à l'eau minéralisée ou à l'eau naturelle.

Les eaux ferrugineuses y sont amenées des
sources nombreuses qu'on a captées à Nivezé dont
le niveau est de 55 mètres plus élevé que l'empla-
cement de l'hôtel des bains. La pression du liquide
y atteint donc la puissance de cinq atmosphères et
demie.

Une cure à Spa réclame un usage modéré des
eaux de source pendant un premier septenaire. Il
faut s'y habituer. Quoique les eaux ferrugineuses
stimulent généralement les systèmes nerveux et
intestinal, il peut arriver aussi qu'elles indisposent
l'organisme. Voilà pourquoi on procédera *crescendo*
dans l'administration des eaux. En débutant par

3 verres à vin par jour, on pourra insensiblement arriver à une bouteille et à un litre. La tendance à la constipation sera combattue efficacement par l'exercice musculaire et gymnastique, par des bains électriques et par l'absorption, matin et soir, d'une cuillerée à café de sedlitz Berthiot à la Glycyrrhizine. On prend ce sel dépuratif, très agréable à consommer, dans un verre d'eau aromatisée. Si les eaux sont mal tolérées, on y renoncera, à moins qu'on ne les fasse digérer en absorbant des pilules de strychnine ou des pilules hématogènes prises aux repas, 2 par jour. On peut aussi modifier celles-ci, réduire la proportion de lactate de fer et majorer la quantité de strychnine, selon les exigences du cas.

Pour les bains on suivra les règles générales que nous avons établies dans l'exposé de la balnéation au littoral et on se conformera aux indications du médecin traitant. Il en sera de même pour la répartition des exercices et du régime de vie pendant la durée de la cure qui sera, en moyenne, de six à huit semaines.

Notons, en passant, que le bain ferrugineux pris, comme d'habitude, à 28°-30° c. produit une impression de fraîcheur particulière qui peut aller jusqu'au frisson. C'est l'acide carbonique qui cause cette sensation. La réaction ne tarde pas à se déclarer et ce mouvement centripète et centrifuge du torrent circulatoire est très favorable à l'épuration et au renouvellement du sang dans toutes les par-

14

ties de l'organisme et spécialement dans les viscères. Si la réaction restait en retard, il faudrait
recourir aux douches pour exciter la peau et, en
cas d'insuccès, renoncer aux bains. Le bain se
prend de préférence le matin vers les 7-8 heures.

Après le bain on ira boire un verre d'eau au
Pouhon; puis vient le déjeûner. Vers 9 heures, on
ira faire une excursion aux fontaines : en voiture,
si la faiblesse est grande ; à pied, si les forces le
permettent. On boira un verre d'eau ferrugineuse
au Barisart et on gagnera la Géronstère où l'on se
régalera d'un second déjeûner arrosé d'un verre
d'eau de la source. On poursuit sa course en voiture pour rentrer directement ou par la Sauvenière.
On passe son après-midi à assister aux concerts, à
la Promenade de Sept-Heures, à gravir la montagne pour se reposer au restaurant d'Annette et de
Lubin et y respirer à pleins poumons l'air pur qui
retrempe les forces et stimule les fonctions du
corps. On dîne généralement à cinq heures et l'on
passe sa soirée soit au Parc, soit au Casino. On
évitera les grands rassemblements, le théâtre
même, les tabagies surtout : l'air pur, qu'on s'en
souvienne, est le premier besoin de l'organisme et
le grand facteur du sang. On ira coucher au plus
tard à onze heures pour se lever frais et dispos
vers les six heures. Les personnes faibles pourront prendre une légère collation entre neuf et dix
heures. Voilà pour le régime tracé dans ses grandes lignes mais devant nécessairement subir des

modifications suivant les circonstances et les cas particuliers.

Les états morbides justiciables d'une cure à Spa sont tous ceux qui ont pour caractéristique un épuisement organique, un affaiblissement du sang, une excitation anormale du système nerveux, diverses névroses liées à l'anémie, ou à l'anoxémie : telles sont la chorée ou la danse de St-Guy, l'hystérie et l'hystéro-épilepsie.

Le poitrinaire y fera une ample moisson de forces vitales et de vigueur physique, s'il se soumet aux prescriptions d'un mentor intelligent habitué à diriger la santé de cette catégorie de patients.

ANÉMIES, CHLOROSE ET CHLORO-ANÉMIES.

Ces affections reconnaissent un manque de sang, qu'on considère ce fluide dans sa totalité ou dans ses éléments constitutifs principaux, les globules.

Le teint est généralement incolore, les couleurs fugaces déteignant sur un fond pâle, quelquefois jaunâtre. Ce teint jaune se prononce d'autant plus que l'élément globulaire s'efface davantage. Les yeux sont ternes, sans éclat, les muqueuses décolorées, blanches, les lèvres blanc-grisâtres comme les gencives. Les forces musculaires ont subi une notable réduction ; la fatigue est prompte à se déclarer et la patiente se plaint de gêne respiratoire, de palpitations, de vertiges, de bourdonnements d'oreilles, de souffrances névralgiques, de spasmes et de tendances aux pamoisons et aux syncopes. Tout l'organisme est frappé d'atonie : l'appétit et les fonctions intestinales sont en retard ou en souffrance ; la constipation est de règle et les époques sont ou supprimées ou irrégulières dans leur apparition, très souvent décolorées, avec tendance aux écoulements blancs ou leucorrhéïques.Cet état anémique expose la femme à la chlorose, aux névroses et aux névralgies, l'homme aux maladies consomptives. Chez les anémiques il se déclare souvent des apoplexies séreuses ou un collapsus qu'il faut attribuer à une insuffisance de nutrition de l'encéphale, faute de consistance du fluide nourricier, de manque d'afflux sanguin. Ces malades éviteront tout travail de tête, l'étude, les lectures, les méditations et s'adonneront à la vie de campagne,aux occupations de la vie des champs: la villégiature sera ce qu'elle doit être et le corps l'objet constant des sollicitudes du médecin. Ces fausses attaques seront levées par le repos, la position couchée ou déclive de la tête, l'administration de cordiaux,d'excitants,et la prescription d'un régime tonique et fortement nutritif ou analeptique.

Le sang, constituant le grand excitateur de la vie et fournissant les frais du mouvement de la combustion organique, réclame impérieusement une médication rationnelle, reconstituante par les voies du régime nutritif, hygiénique et médicamenteux. Les ferrugineux, les chlorures et les phosphates, les matériaux azotés et carbonés seront prescrits avec les toniques amers. Les pilules hématogènes avec le sirop de J. Fellows, les viandes saignantes ou crues, le régime analeptique et l'exercice corporel sont indispensables. La médication dosimétrique, par les granules Berthiot à la strychnine, à l'arséniate de fer, aux hypophosphites et aux iodés, est des plus commodes et des plus actives.

A Spa, vu les ressources des eaux, on pourra se relâcher de la médication pharmaceutique, sans toutefois rompre radicalement avec elle. Plus l'état anémique est prononcé, plus il faudra agir avec ménagement et modération dans la prescription du régime des eaux, tant en boissons qu'en bains, et des exercices hygiéniques. *Il faut éviter les transitions brusques, agir sur les malades par persuasion,* en ayant soin d'amener des transitions graduées dans le régime de vie. Les patients en réfèreront aux lumières et à l'expérience de leur médecin et suivront scrupuleusement ses prescriptions pendant toute la durée du traitement.

Si pour mai et juin nous conseillons le séjour à Spa, nous recommandons la cure au littoral pour l'époque de la canicule et le retour aux eaux ferrugineuses aux mois de septembre et d'octobre.

NÉVROSES.

Si l'homme est sujet aux maladies nerveuses qui ont leur siége d'origine dans le système hépatique et affectent les diverses formes de l'hypocondrie, la femme présente des anomalies de sensibilité et d'excitabilité très variées qui se rattachent plus ou moins étroitement au système utérin dont les fonctions jouent un grand rôle dans la constitution du sang et dans les fonctions de l'appareil nerveux.

On appelle névroses ces états morbides qui retentissent ostensiblement sur le système nerveux et jettent la perturbation dans la sensibilité et dans la motilité. Les névroses sont liées à un trouble dans la sanguification ou à des anomalies des fonctions utérines. La menstruation, au fond, est le baromètre de la santé de la femme. Sanguification et menstruation se tiennent de très près et le trouble de l'une de ces fonctions retentit fatalement sur l'autre.

Abandonnant à l'homme de l'art le soin de pénétrer dans les causes qui amènent ces perturbations, de relever les vices organiques nutritifs ou fonctionnels, nous n'avons ici qu'à nous occuper de la maladie nerveuse et de son traitement.

L'hystérie et l'hystéro-épilepsie sont les affections les plus fréquentes. Ces névroses consistent dans une exaltation morbide du système nerveux qui se traduit par des mouvements désordonnés, des spasmes musculaires, des faits et des gestes incohérents, des hyperesthésies et des anesthésies très variables de siége, d'intensité et de durée. Tantôt les facultés battent la campagne, tantôt l'une s'exalte au détriment de l'autre ou se supprime temporairement de fait ou en apparence. Chez telle malade le dérangement atteint la raison et l'entendement, chez telle autre ce sont les facultés sensitives qui subissent l'assaut. Perversion des sens, perversion du moral, perversion des fonctions de la sensibilité, de la motilité, de la nutrition... en un mot toutes les anomalies possibles, voilà le propre de ces affections. Ces maladies se signalent par des périodes de calme et des stades d'effervescence vitale qu'on appelle attaques nerveuses ou crises. Dans les névroses comme dans les accès ou les crises, il y a tous les degrés et toutes les variations depuis l'attaque vulgaire jusqu'à la crise la plus étrange caractérisée par l'extase, la catalepsie, les suintements de sang ou les stigmates, depuis la sensitive délicate et craintive jusqu'à la gaillarde aux allures martiales et à la pétulance pleine de saillies ou de bouffonneries. L'une représente une scène démoniaque, l'autre passe pour une sainte et une martyre. Toutes sont des illuminées, depuis la prétendue possédée du démon jusqu'à la dévote qui est l'objet des sarcasmes et des railleries ou qui est tenue en haute estime et en vénération : car le peuple est toujours enclin à juger diversément des faits extraordinaires d'après l'éducation scientifique et religieuse qu'il a ou n'a pas reçue. Le fanatisme et l'ignorance crient au surnaturel et au miracle ; la science incrédule formule l'accusation de supercherie et de fraude. Médecin et observateur dégagé de tout parti pris, examinateur froid et sévère, pris autant de pitié pour l'ignorance et le fanatisme que d'amour pour la science et de respect pour la Divinité à laquelle nous ne saurions faire l'injure de la soupçonner capable de torturer sans raison et sans but l'œuvre sortie de ses mains, nous ne voyons dans la démoniaque et dans la stigmatisée, dans l'hystérique et dans la folle du logis qu'une malade digne de notre compassion et de nos soins les plus dévoués et les plus intelligents. Il n'est pas jusqu'à celles qui simulent des maladies, qui ne soient réellement malades. C'est là le signe d'une perversion morale ou intellectuelle qui doit passer à l'actif de l'état morbide et nullement de la conscience et de la responsabilité.

Cette catégorie de malades se trouvera très bien d'une cure prolongée à Spa. Le régime hygiénique, la vie en plein air, le changement de climat, d'habitudes et de mœurs, les ressources de la balnéation et des eaux ferrugineuses... tout contribuera à mettre la malade dans les meilleures conditions possibles pour le recouvrement de la santé, de la vigueur physique, morale et intellectuelle. Le médecin doit agir ici avec tout le tact, la longanimité, la patience qu'exigent des situations pleines de surprises de toute sorte. Ce qu'il doit chercher avant tout, c'est de gagner la confiance et la sympathie de sa cliente. Il doit nécessairement arriver à exercer un puissant ascendant sur la malade, sinon il risque d'échouer dans sa médication. Celle-ci sera allopathique, dosimétrique, homéopathique même, au gré et aux caprices de la patiente. A trompeur trompeur et demi.

Le but du médecin consiste avant tout à ramener l'équilibre dans le mouvement nutritif et fonctionnel de l'organisme. A cet effet sa médication visera la reconstitution du sang et la levée des obstacles qui pourraient s'opposer à l'accomplissement des fonctions utérines.

Peu importe où il va puiser ses armes et de quel nom il baptise son système de traitement. Le plus souvent à la classique et vulgaire méthode allopathique il devra préférer l'élégante méthode dosimétrique ou les mystiques procédés homéopathiques.

Relevons quelques indications principales :

1° *Reconstituer le sang* toujours plus ou moins affaibli ou vicié. A cet effet l'iode, le fer, l'arsenic, les phosphates et hypophosphites en potions, pilules, granules dosimétriques ; les eaux ferrugineuses et un régime restauratif atteindront le but recherché.

L'iode et l'arsenic en liquides, eaux de Court-Saint-Étienne ou granules Berthiot, agiront spécialement du côté des voies génitales.

2° La strychnine en granules fera office de régulateur des systèmes nerveux et musculaire, tandis que les antispasmodiques — atropine, hyoscyamine, oxyde de zinc, valériane, asa fœtida — abattront l'hyperesthésie et l'exaltation morbide de la vitalité. Ces agents s'adressent à l'influx nerveux ou vital, opèrent dans le champ de la vie de relation. — La métallothérapie et l'électrisation trouvent ici leurs indications.

3° Les diverses ressources de l'hydrothérapie agiront comme épurateurs des fluides et comme agents de sanguification par l'impulsion qu'elles impriment au mouvement circulatoire. — Les douches froides et la sévérité calculée du médecin pourront être mises à contribution dans certains cas où les caprices et les petites méchancetés de la malade pourront les réclamer.

On trouvera dans les diverses catégories des agents médicinaux et des moyens thérapeutiques susnommés tout ce qu'il faut pour traiter avec un succès plus rapide les affections nerveuses moins caractérisées, les gastralgies, gastro-entéralgies et autres petites misères de cette nature.

Les poitrinaires trouveront sous le ciel de Spa des ressources variées: les plus précieuses sont fournies par la salubrité de l'air et les dispositions du terrain qui sollicitent des exercices gymnastiques dont on connaît la salutaire influence dans les affections des voies respiratoires.

Chez ces malades l'usage des eaux en boisson devra être surveillé. S'il y a des tendances aux hémoptysies, nous conseillons de renoncer aux eaux martiales et d'insister sur le régime hygiénique, l'exercice musculaire, les bains et les douches, l'électrisation de la poitrine et l'administration des balsamiques et des toniques. Une médication pharmaceutique spéciale peut être indiquée et le malade, sous ce rapport, s'en référera aux ordonnances de son médecin, seul apte à conduire le traitement. Nous sommes heureux de pouvoir signaler une cure à Spa comme une étape éminemment salutaire à cette catégorie de malades qui se dirigeraient vers la Haute-Engaddine, en Suisse, à St-Moritz ou à Davos, pour y continuer ou y achever leur cure. L'altitude de 4 à 500 mètres qu'on relève à Spa sert de transition heureuse aux séjours aux altitudes de l'Helvétie. Somme toute, le littoral du 15 juillet au 25 août, Spa en mai, juin et septembre, le pays méridional, Nice et la Suisse alpestre, Montreux et Davos pour les époques hibernales.

Toutes les maladies causées par des labeurs fatigants, des études et des travaux de cabinet trop soutenus, des émotions trop multipliées ou trop vives, des grossesses trop fréquentes, des couches laborieuses, les états valétudinaires qui se greffent sur des maladies fébriles suivies de convalescences lentes, périclitantes,..... trouveront dans le calme et les charmes d'une retraite à Spa, de puissants éléments de cure. A côté des raffinements d'une civilisation qui n'a rien à envier aux plus grands centres, on peut trouver à Spa une retraite permettant de mettre le malade exclusivement en contact avec une nature luxuriante de vie et d'agréments qui reposent l'esprit, dilatent les forces de la vie organique et réveillent la puissance végétative infuse à tous les êtres doués de sensibilité.

Cette catégorie d'infirmes réclame les soins assidus du praticien qui trouvera dans l'observation du malade et son expérience acquise la meilleure voie à suivre pour le rétablissement de la santé de son client. Strychnine, phosphore ou hypophosphites ferrugineux, toniques et hématogènes accumuleront leurs effets salutaires et accéléreront un rétablissement qu'une vie de villégiature complète et un régime restauratif doivent nécessairement amener.

On comprendra notre réserve dans l'exposé d'une médication essentiellement variable avec la nature et le cachet spécial que revêt chacun de ces états morbides. Le cadre de cet ouvrage ne comporte pas des développements qui sont du domaine exclusivement médical et professionnel et le public n'a nul intérêt à s'aventurer trop avant dans ce sanctuaire. A défaut d'un livre qu'il pourrait mal interpréter, il se guidera sur les sages conseils du médecin qu'il se sera attaché.

Nous quittons donc Spa et ses hôtes pour faire une excursion à Court-St-Étienne, dans le Brabant.

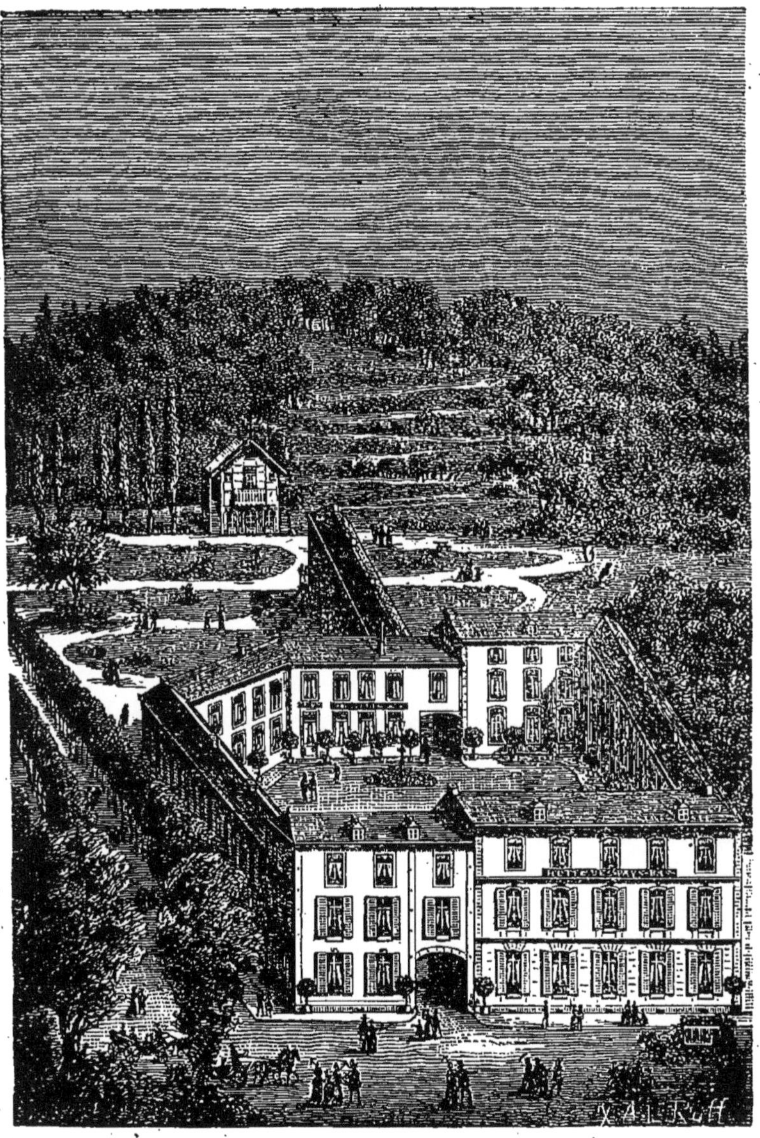

SPA. — Hôtel des Pays-Bas,
En face du monument du Pouhon, et à proximité du Prince de Condé.
Haut de la ville de Spa. — Omnibus à tous les trains.

Le bel Hôtel des Pays-Bas, occupé par Mme Ve J. Decock, propriétaire, se recommande par sa situation privilégiée, son confort et son service qui lui assignent une des premières places parmi les hôtels de premier rang.

A COURT-SAINT-ÉTIENNE

Court-Saint-Étienne est une station arsénicale, située au centre d'un quadrilatère dont les sommets sont Bruxelles et Namur, Louvain et Charleroi, tout près de l'intersection des deux voies ferrées qui relient ces villes entre elles; Court-Saint-Étienne ne vient, comme station minérale, que de naître et ses installations projetées sont loin d'être achevées.

C'est en novembre 1878 qu'on découvrit la présence de l'arsenic dans les eaux de l'Hospice Liboutton dont le sous-sol contient du *mispickel* ou sulfo-arséniure de fer. L'eau y jaillit abondamment et présente une température de 10 degrés centigrades.

Les chimistes Chevron, de l'Institut de Gembloux, J. B. Depaire, de Bruxelles, et De Wilde, professeur de chimie à l'Ecole militaire et à l'Université, constatèrent la présence de l'arsenic dans les sources de l'Hospice. Voici le résultat de l'analyse faite par M. De Wilde en 1880 et 1881.

Les éléments qu'il a dosés, se rapportant à un litre d'eau, se décomposent ainsi :

Silice.	0^{gr}.0086
Oxyde ferrique.	0 0090
Chaux	0 0728
Magnésie	0 0061
Potasse . . . . . . }	
Soude. . . . . . . }	0 1092
Lithine	Traces.
Acide sulfurique	0 0776
Acide carbonique	0 0110
Chlore	0 0176
Acide azotique	0 0346
Acide arsénique	0 0097
Matière organique et perte.	0 0259

Total. 0^{gr}.2921

A déduire l'oxygène correspondant au chlore . . .   0 0039

Total par litre. 0^{gr}.2882

Pour le dosage médical, un milligramme d'arsenic correspond à 2^{mgr} 480 d'arséniate de soude sec. Donc l'arsenic contenu dans un litre d'eau correspond à 15^{mgr} 72 d'arséniate de soude sec (codex belge) et à 26^{mgr} 33 d'arséniate de soude hydraté (codex français).

L'eau de Court s'exporte sur un pied respectable dans tous les pays de l'Europe. Elle est limpide, insipide et d'une conservation assurée : ce qui lui constitue de précieuses propriétés. Le prix en est accessible à toutes les bourses, le panier de 50 bouteilles, chargé en gare de Court, n'étant facturé qu'au taux de 30 francs. On la prend pendant ou après les repas, pure ou coupée avec du vin, de l'eau, du lait même. La dose sera graduée sur les indications du médecin qui s'inspirera des données scientifiques et de la tolérance individuelle des malades pour la fixation de la quantité à administrer et de la durée de la cure arsénicale.

Si l'on veut se rappeler que la source de la Bourboule dans le Puy de Dôme (en France) ne fournit que 14 milligrammes d'arséniate de soude hydraté (codex français), et toutes les autres sources une dose bien inférieure, on n'hésitera pas à reconnaître que l'eau de Court-Saint-Étienne, deux fois si riche en élément arsénical que la source la plus favorisée de France, est appelée à un brillant avenir et qu'il ne dépend que de la commission d'administration de la Compagnie de Court de faire valoir cette nouvelle station arsénicale en y installant un service balnéaire à la hauteur des exigences de notre époque et de la science hydrothérapique.

Le village de Court compte près de 4000 habitants et possède deux stations, une sur la ligne de l'État belge, une autre sur la ligne du Grand Central. La vallée de la Dyle y est charmante et le voisinage des ruines de l'abbaye de Villers qu'on gagne en huit minutes, et du champ de bataille de Waterloo, distant de 8 kilomètres, y invite les touristes non moins que les malades.

Court-Saint-Étienne, au point de vue de l'altitude qui est de 65 à 90 mètres, de la conformation du terrain et de l'influence de l'air sur l'organisme de l'homme, peut être considéré comme un point de transition heureux entre le littoral et Spa. Le pays y offre des ondulations de terrain et des paysages charmants. La végétation y révèle une nature prodigue et une ceinture de 200 hectares de sapinières fait de Court une station pleine d'attraits pour les personnes souffrantes de maladies de poitrine et d'affections dyscrasiques ou cutanées invétérées.

On y a découvert quelques sources ferrugineuses dont l'utilisation pour les périodes terminales d'une cure aux eaux arsénicales constitue un véritable bienfait.

Au point de vue du cadre des affections susceptibles d'être heureusement influencées par les eaux de Court ou par une cure y instituée, signalons les maladies cutanées, la dartre, les maladies de poitrine, la phtisie et l'asthme sec, quelques névroses et des affections de la matrice, la siphilis invétérée et les états diathésiques.

Nous allons entretenir le lecteur des maladies cutanées ou dartreuses, de l'asthme sec et de la siphilis et glisser légèrement sur les autres états morbides.

Nous dirons ici, pour ne plus devoir y revenir, que la cure à Court-Saint-Étienne comme celle à Spa, au littoral et aux diverses stations de l'Europe, ne bénéficie pas uniquement et exclusivement des services que peuvent rendre les sources minérales qui y jaillissent ou les eaux médicinales qu'on y rencontre, mais emprunte au changement de vie et de régime, à la quiétude de l'âme et du corps, au débarras des soucis et des tracas d'une vie affairée, aux charmes de la villégiature et des excursions ainsi qu'à l'atmosphère fortifiante, des éléments nombreux et variés qui concourent tous ensemble à relever le moral et le physique et impriment à la constitution un cachet de vigueur et de bien-être qu'on chercherait en vain dans le milieu social où l'on a l'habitude de couler la vie. C'est d'ailleurs ce dont les malades se rendent parfaitement compte et ce que l'expérience de tous les jours met lumineusement en évidence. Nos trois stations principales se suppléent mutuellement et peuvent se réclamer de la jouissance de vertus spéciales que chacune tient en propre et ne partage pas avec les autres. Ce cachet distinctif est inhérent à la composition chimique des eaux qui s'y débitent. A part cela, toutes trois peuvent se prévaloir d'une situation topographique et d'une constitution tellurique et atmosphérique en harmonie avec les exigences d'une iatrie rigoureusement scientifique et appuyée sur d'excellentes conditions hygiéniques.

MALADIES CUTANÉES.

Les affections de la peau, les diverses formes de la lèpre des anciens constituent des maladies locales ou générales. Locales, elles sont causées par un agent d'irritation qui agit à l'extérieur et sur place. Telle est l'action d'un feu rayonnant, des chaleurs solaires, du petit insecte de la gale nommé *acarus*, des petits organismes appelés microphytes, s'ils appartiennent au règne végétal, microzymas, s'ils reviennent au règne animal. Les substances irritantes, les vapeurs arsénicales, les vapeurs d'eau bouillante, les piqûres d'insectes, les venins et mille agents d'irritation sont capables de provoquer une affection de la peau. — Générales, les maladies cutanées sont l'expression d'un vice des humeurs, d'une disposition constitutionnelle qui porte les humeurs nuisibles du côté de la peau.

Il y a lieu d'admettre qu'il existe chez nombre d'individus une disposition spéciale vers des poussées inflammatoires périphériques qui favorise singulièrement l'action nocive des divers agents d'irritation appliqués localement. Ces constitutions sont dites *herpétiques*.

Les découvertes faites par la micrographie ou la science d'observation au microscope, ont établi que beaucoup de maladies cutanées considérées précédemment comme affections générales dues à des vices de constitution, à des humeurs altérées renfermées dans le corps, sont imputables à l'action mécanique d'un agent local, ferment ou microbe, dont l'implantation dans la peau est le point de départ d'une irritation qui appelle la congestion et les diverses formes éruptives qui ont pris un nom spécial dans la classification de ces affections. Vésicules, papules, pustules, squames : voilà les formes éruptives les plus fréquentes. Les vésicules et les pustules constituent des formes humides, les papules et les squames des formes sèches. Le système nerveux de la peau se trouve excité, il se déclare des démangeaisons, ce qui pousse le malade à se gratter et à aggraver l'éruption. Celle-ci, tourmentée par l'irritation mécanique, perd ses caractères propres et des croûtes qui tendent à se généraliser couvrent les parties atteintes. L'irritation prolongée entraîne la chronicité de l'affection, le développement exagéré du derme et la marche régressive ou curative de la maladie n'en offre que plus de lenteur et de difficultés. C'est ainsi que se forment ces lèpres hideuses qui font des malheureux atteints de ces affections des ilotes forcément condamnés à se soustraire au commerce de leur semblable.

On comprend de nos jours la répulsion qu'inspirent les lépreux à cause du danger de la contagion, la plupart des maladies cutanées présentant un microbe ou ferment spécifique capable de reproduire la même affection quand il est transporté sur d'autres sujets.

La nature parasitaire de la plupart des affections inspira à Favola l'idée de traiter localement ces états pathologiques. Ce médecin affirme les guérir par les frictions ou lotions à l'acide phénique dilué dans de l'eau commune.

Il est logique et prudent d'essayer les antiseptiques, tels que l'acide phénique en solution de 2 à 5 parties d'acide pour 100 parties d'eau, le goudron pur ou en pommade, l'huile de cade, l'acide salycilique, les essences de térébenthine, les baumes de Pérou, de Tolu, voire même les solutions arsénicales. Dans l'insuccès de pareille médication, il faut recourir à la dépuration des fluides par voie interne et c'est dans ces cas que la cure arsénicale aux eaux de Court-Saint-Étienne enregistrera des triomphes qui mettront sa puissance thérapeutique à l'abri des atteintes d'une critique malveillante. C'est que l'arsenic, administré à l'intérieur à dose un peu forte, passe par la sueur à la surface cutanée et agit sur les ferments et les formes éruptives pour amener ou la mort du parasite ou une révulsion salutaire qui est suivie de guérison. Les agents dépuratifs et l'hydrothérapie agiront de concert avec l'eau arsénicale, car il serait imprudent de négliger d'associer à l'action salutaire de l'eau minérale celle des agents capables de coopérer au rétablissement du malade.

Une des affections des plus rebelles est fournie par le *psoriasis*, affection cutanée sèche constituée par la dégénérescence de la couche externe de la peau en squames discoïdes, à adhérence centrale et couvrant les bras et les jambes, plus rarement le tronc et la face ou la tête. Je parvins à guérir cette maladie chez deux enfants de 10 à 12 ans par les arsénicaux associés à l'iodure de potassium et les frictions au goudron. L'eau de Court en boissons contribua à obtenir ce résultat, et nul doute qu'une cure à Court, dans l'hypothèse de l'installation de salles convenablement aménagées pour un service balnéaire et hydrothérapique à l'eau arsénicale, n'eût accéléré l'époque de la guérison.

Une précaution à prendre, c'est d'administrer les solutions arsénicales après les repas ou au moment du repas. A jeun, l'estomac est très sensible à l'action irritante de ce métalloïde et des crampes d'estomac se déclarent fréquemment. Si ce phénomène se déclare, il faut suspendre l'usage de l'eau de Court et ordonner du lait et, au besoin, des calmants. On se contentera dans ces cas des pratiques balnéothérapiques par les eaux arsénicales, de la prescription des iodures et des sels dépuratifs tels que le sedlitz Berthiot à la glycyrrhizine : 3 à 6 cuillerées à café par jour dans de l'eau ordinaire, ou de l'*élixir dépuratif* qu'on pourra se procurer chez M. Delacre, Montagne de la Cour, 80, à Bruxelles.

SYPHILIS INVÉTÉRÉE.

Cette lèpre du dévergondage constitue une des affections les plus terribles et les plus honteuses qui puissent échoir à l'homme.

Mais les moralistes à tous crins auront beau chanter le refrain de la chanson :

Fallait pas qu'il y aille,

tout homme porte avec soi ses faiblesses et ses passions et. les moins coupables, les innocents mêmes, peuvent être frappés du mal impitoyable. Nous ne sommes que trop enclins à oublier la poutre que nous portons dans l'œil et à grossir la paille que nous signalons méchamment sous la paupière de notre voisin qui paie souvent pour les péchés de qui le raille ou l'accuse. Trêve donc aux récriminations ! l'action est à la charité.

C'est dans ces états de dissolution prochaine de l'organisme, contre les éruptions tertiaires de la syphilis, les gommes ou tumeurs, la fermentation générale qui a profondément entamé l'organisme, que les arsénicaux administrés *intus et extrà* sont appelés à rendre de grands services.

Court-Saint-Étienne est en droit de réclamer ces malades et les médecins consultants à cette source minérale, forts des ressources de l'hydrothérapie, de l'action thérapeutique de l'arsenic, de l'iode et des dépuratifs salins, des teintures et des infusions de salsepareille et du jaborandi, se trouveront dans les meilleures conditions pour procéder à une cure radicale. Le danger de l'emploi des prescriptions mercurielles nous a déterminé à faire préparer *l'elixir dépuratif* aux plantes dépuratives et à l'iodure de potassium.

On l'obtiendra à la pharmacie Delacre, à Bruxelles.

ASTHME SEC ET NÉVROSES.

L'arsenic agit favorablement dans toutes les névroses et spécialement dans l'asthme sec. Cela tient probablement à ce que, éliminé par les voies respiratoires, il irrite la muqueuse bronchique, excite la sécrétion et transforme ainsi l'état sec en état humide; ce qui entraîne la guérison. Une autre hypothèse se reporte sur l'action spéciale de l'arsenic au point de vue de la constitution du sang. L'agent médicamenteux fixe l'oxygène sur les globules, rend le sang plus rutilant, riche en élément comburant. Il déloge ainsi l'acide carbonique qui produit une action stupéfiante sur le système nerveux de la vie de relation, un effet paralysateur, tandis que l'oxygène stimule et les nerfs et les organes qui se réveillent de leur torpeur sous l'influence de cette modification heureuse du sang Une troisième hypothèse attribue à l'acide carbonique l'action provocatrice de l'accès d'asthme. La prédominance de l'acide carbonique exerce, en effet, une stimulation sur le système nerveux de la vie végétative qui obéit au grand sympathique. Or, les vaisseaux et les fibres musculaires dites lisses qui appartiennent à la vie de nutrition et qui sont répandues dans les organes de la vie de nutrition, se contractent sous l'excitation du grand sympathique : d'où la sécheresse et le spasme dans les bronchioles qui constituent les phénomènes saillants de l'asthme. Rien d'étonnant dès lors à ce que l'arsenic, amenant des conditions de composition du sang directement opposées à cet état du fluide nourricier, se trouve être l'agent curatif des accès d'asthme.

Quoi qu'il en soit des explications, le fait est là et il faut s'incliner devant la preuve expérimentale. Les eaux de Court recruteront donc encore une partie de leur clientèle parmi les asthmatiques, et c'est justice.

Le médecin, vraiment digne de ce nom, ne se contentera toutefois pas de la seule médication arsénicale. Il y aura le plus souvent lieu de lui associer l'action d'un puissant modificateur des phénomènes de nutrition, l'iodure de potassium.

Le dosimétriste, s'il considère l'asthme comme un spasme, lui opposera logiquement les granules Berthiot à l'hyoscyamine et à l'atropine, seuls ou associés à l'élément nervin, au régulateur de la vitalité, la noix vomique. Donc 2 à 4 milligrammes d'hyoscyamine avec autant ou le double de strychnine en globules.

Pour lever l'accès lui-même, rien n'agit aussi

rapidement qu'une injection de 2 centigrammes de morphine : l'action sédative se produit au bout de 2 à 5 minutes.

Parmi les autres névroses justiciables de la cure arsénicale à Court, signalons la chorée ou la danse de Sàint-Gui. Cette affection fut récemment combattue avec succès par les préparations arsénicales et par les pilules hématogènes.

MALADIES DE POITRINE ET ANÉMIES.

Nous avons vu que les poitrinaires sont maigres, décharnés, grêles, manquant de vigueur et de sang. De tout temps l'arsenic fut considéré comme l'agent héroïque opposé à la tuberculose et aux phtisies. Expliquons son action favorable.

L'arsenic, en se fixant sur l'hématie ou le globule rouge du sang, y concentre l'oxygène, l'y fixe et empêche sa rapide déperdition. Le sang est plus rouge ou plus rutilant, le teint fleuri et un bien-être général doit s'ensuivre. D'un autre côté, la plus grande modération de dépense d'oxygène réduit la combustion organique à un minimum qui permet une accumulation des matériaux graisseux. Voilà comme quoi l'usage des eaux de Court engraisse, colore le teint et ragaillardit les personnes épuisées, cassées par l'âge ou les souffrances physiques.

On comprend dès lors l'influence médicatrice des eaux de Court dans toutes les maladies accompagnées d'épuisement, de faiblesse, à la tête desquelles trône la phtisie ou la tuberculose.

L'arsenic jouissant de propriétés antiseptiques et d'une puissance modificatrice de la fermentation (que celle-ci soit physiologique ou pathologique), justifie son application aux maladies tuberculeuses, celles-ci constituant pour quelques médecins une maladie à virus ou microbe inoculable et contagieux. Au delà de son action reconstituante indirecte, l'arsenic agirait donc encore profondément dans l'organisme comme agent spécifique à opposer au microbe de la tuberculose. Associé à l'iodure de potassium, sa valeur serait considérable dans le traitement des tuberculoses. A tous ces points de vue la cure arsénicale à Court-Saint-Étienne se justifie pleinement.

Un séjour à Court sera d'ailleurs d'autant plus salutaire aux poitrinaires qu'ils y trouveront un air salubre, des sapinières étendues où ils iront respirer les vapeurs balsamiques tant recommandées contre les affections des voies respiratoires. Il n'est pas jusqu'aux eaux ferrugineuses, qui y jaillissent à cent mètres de la source arsénicale, qui ne trouvent, pour certains poitrinaires, des indications utiles, surtout pour la période terminale de la cure.

Cette richesse en eaux minérales devra attirer à Court cette catégorie de malades affligées de chloro-anémie se rattachant à des troubles menstruels caractérisés par des pertes exagérées. Les arsénicaux sont des modificateurs heureux dans ces cas et les sources de Court pourront valoir à cette station une prépondérance légitime sur les stations rivales.

La prochaine appropriation d'un beau domaine à l'installation d'un *sanatorium* vraiment digne de ce nom, constituera pour notre modeste village brabançon une source de prospérité dont il doit, pour le moment, se faire une bien maigre idée, si tant est qu'il ait jamais songé au brillant avenir que lui réserve la fortune. Court possède dans le sein de son sol un vrai trésor qu'une administration intelligente et soucieuse des intérêts de ses administrés, ne saurait manquer de faire valoir à bref délai.

Pour terminer nous ferons observer que l'usage de la cure arsénicale réclame des temps d'arrêt, des interruptions ; car, si l'arsénic est un puissant agent de médication, il devient violent poison quand on en abuse. Pareil traitement exige une surveillance attentive et le médecin seul peut l'exercer en connaissance de cause. Le poitrinaire et généralement tous les malades qui font une cure à Court-Saint-Étienne ou s'abandonnent à la consommation à domicile des eaux arsénicales de Court, agiront prudemment à s'en référer, dans la règlémentation d'une médication aussi sérieuse, aux avis du médecin qu'ils se seront choisi pour la conduite des intérêts qui s'attachent au plus plus précieux des trésors : la santé.

APPENDICE. — HYDROLOGIE.

Si l'hygiène prévient les maladies et fournit des ressources précieuses pour les guérir quand elles se sont
déclarées, si la connaissance du code de l'hygiène est
indispensable à tout praticien qui entreprend la direction sanitaire de ses clients, il n'en est pas moins
vrai qu'à côté de l'application des prescriptions hygiéniques, il existe une médication qui s'appuie sur
l'industrie pharmaceutique et sur l'hydrologie ou la
science théorique et pratique des eaux minérales naturelles.

Parmi ces dernières nous venons de traiter de celles
de Spa et de Court-Saint-Etienne auxquelles nous
avons assimilé les eaux marines. Une rapide revue
des eaux et des stations de l'Europe ne peut qu'inté-
resser le lecteur. Comme nous l'avons vu pour la Belgique, la nature a prodigué ses charmes où elle a
semé ses richesses et généralement les stations minérales et balnéaires présentent un séjour que la nature
et la civilisation se sont ingeniées à rendre aussi at-
trayant que salutaire.

Nous n'appuyerons que sur les vertus médicinales

des sources minérales et nous glisserons sur la topographie des stations.

Une considération très importante s'attache à la température des eaux de sources. On appelle thermales celles dont la température dépasse 20 degrés centigrades. Ces eaux viennent des entrailles de la terre et se chargent des principes minéraux des couches qu'elles traversent. De la périphérie vers le centre de la terre la température augmente d'environ un degré pour 17 mètres. Une eau jaillit donc d'une profondeur d'autant plus accentuée qu'elle accuse plus de chaleur. L'échelle de la température fournit assez fidèlement celle du trajet souterrain de la source. Sa composition chimique trahit la nature des gisements métallifères du sous-sol.

Les plus importantes des sources thermales sont les sources *sulfureuses*. On les utilise en bains et en boissons. Elles sont essentiellement dépuratives par la sudorèse qu'elles provoquent. On les recommande spécialement dans les maladies cutanées et articulaires, la goutte et le rhumatisme, les engorgements des viscères, la scrofulose et les bronchites chroniques. Nous les proscrivons dans les phtisies et les tuberculoses, surtout s'il se déclare des hémoptysies. Cet ostracisme ne porte que sur l'eau sulfureuse en boissons et nullement sur la balnéothérapie.

Signalons les thermes sulfureuses les plus reputées.

En France : Les *Eaux-Bonnes* (Basses-Pyrénées) ; 33° c., à sulfure de sodium. L'ex-impératrice de France séjourna à diverses reprises aux Eaux-Bonnes et dota généreusement cette perle des stations thermales. On débute par un verre à vin de ces eaux en deux ou trois coups dans la journée. Les doses augmentent progressivement et on arrive ainsi à en consommer un quart de litre dans la journée. L'usage de ces eaux en bains et en douches agit plus efficacement que l'absorption par les voies internes, spécialement dans les maladies cutanées et articulaires.

Eaux-chaudes, œuvre de la Convention et un établissement balnéothérapique grandiose.

Aix-en-Savoie, 45° c., à acide sulfhydrique. Balzac et Lamartine illustrèrent ces eaux.

Ax, en Ariège, 45 à 47°, à sulfure de sodium.

Vernet dans les Pyrénées-occidentales, 47° c. à sulfure de sodium.

Cauterets, département des Hautes-Pyrénées, 48° c., à sulfure de sodium.

Amélie-les-Bains, 40° et 61° c. et *Barèges*, 30 à 45°, encore dans les Hautes-Pyrénées.

En Allemagne nous trouvons :

Aix-la-Chapelle, dans la Prusse Rhénane, illustrée par Charlemagne. La thermalité accuse 57° c., et l'analyse chimique y décèle la présence de l'acide sulfhydrique. Cette station recueille les goutteux et les rhumatisants des régions du Nord de l'Europe.

Wiesbaden, pour qui recherche les plaisirs bruyants et veut déployer la vie à grandes guides.

Nommons Soden et Welbach, comme lieux de retraite.

En Suisse, nous trouvons Schinznach, séjour plein d'attraits pour les touristes ; *Uriage* et *Allevard* près des Alpes. *Bade*, 50° c., jouit d'une réputation universelle.

L'Autriche possède Bade, 35° c.

En France, nous trouverons encore des sources froides dont Enghien-lez-Paris, fournit une des principales : 11° c., à base de sulfures et sulfates de chaux.

L'Angleterre et l'Espagne comme l'Italie et la Corse offrent aussi des sources sulfureuses qu'on utilisera avec fruit. Tels sont Harrowgate (Angleterre), Piétra-Pola en Corse, Acqui (près de Gênes) 75° c., Panticosa, en Aragon, riche en soufre et très-précieuse pour la balnéothérapie.

A ces diverses stations la durée de la cure sera fixée par le médecin traitant. Elle oscille entre les termes de 3 et 6 semaines.

SOURCES FERRUGINEUSES.

Nous connaissons leurs indications. Citons, à côté de Spa. les eaux de

Marienbad, en Bohême ; rivales de Spa.

Schwalbach, dans le Nassau ; où l'impératrice Eugénie passa la saison de septembre en 1864, et reçut la visite du roi de Prusse et du czar Alexandre II. Que de vicissitudes de la fortune depuis cette époque si rapprochée de nos souvenirs !

Ems, station voisine de Schwalbach.

Brucknau, dans l'Allemagne centrale.

Pyrmont, en Westphalie ; à base de carbonate de fer, de strontiane et de manganèse. Source médicatrice très puissante.

Cransac, dans l'Aveyron (en France) ; à sulfates de fer et de manganèse. Sylvanès, encore dans l'Aveyron, à base de carbonate de fer.

Rennes-les-Bains, dans l'Aude ; même principe.

Alet, dans le même département ; eaux limpides

comme celles de Spa; à carbonate et oxyde de fer.

Vals, en Ardèche; offre de nombreuses sources : la Rigolette, la Saint-Jean, la Reine de Vals, etc. Ces eaux sont légères et de digestion facile.

Bussang, dans les Vosges; type semblable aux eaux de Spa et de Marienbad.

Forges, dans la Seine-Inférieure : retraite de Voltaire qui y écrivit sa correspondance avec la Présidente.....

Passy-Auteuil, *Provins*, *Soultzmatt*, vers le Haut-Rhin, *Orezza*, en Corse et *Cheltenham* en Angleterre, complètent cette nomenclature suffisamment étendue pour qu'un chacun y trouve de quoi se satisfaire.

Les personnes qui ne peuvent prendre ces eaux aux sources, pourront se les procurer dans les dépôts ouverts dans les grands centres de population. Celles à base de fer bien dissoute dans de l'eau gazeuse, comme en fournit Spa, sont généralement les plus digestes et les plus salutaires.

La cure ferrugineuse termine fréquemment les cures aux autres stations, surtout chez les individus atteints d'affections qui appartiennent au groupe des maladies accompagnées de débilitation.

Elle est essentielle dans tous les états qui accusent la baisse dans la nutrition et elle guérit toutes les formes d'anémie.

Sa durée est variable. Sauf les constitutions pléthoriques, toutes s'en portent très-bien.

SOURCES IODÉES.

Les sources minérales, contenant de l'iode ou du brome, combattent efficacement la scrofulose et les états tuberculeux. les engorgements des viscères et les hypertrophies ou les indurations des organes parenchymateux. Elles sont indiquées dans les diathèses et les dyscrasies invétérées et sont efficaces dans le goître. On les utilise encore dans la goutte, l'arthritis et la gravelle.

En Suisse on rencontre les sources de *Wildegg* et *le Saxon*, dans le Valois.

En Savoie, nous avons Challes près Chambery.

En Touraine, il y a *Saint-Denys*, près Blois, sur les bords de la Loire.

En Allemagne on choisira le séjour d'*Heilbrunn*, en Prusse, de *Kissingen*, en Bavière, lieux fameux hantés par les têtes couronnées ; preuve que les misères physiques et corporelles montent sur les trônes comme elles descendent dans la cabane du pauvre.

N'oublions pas la modeste source de Mondorf, dans le grand-duché de Luxembourg, qui a le mérite de se trouver mieux à notre portée.

— Le traitement aux eaux iodurées exige la direction d'un médecin éclairé. Celui-ci, au courant de la composition et de la richesse des sources, saura limiter la dose et la durée de la cure sur les indications spéciales du cas. L'action de ces eaux sur le mouvement de nutrition exige d'ailleurs la surveillance d'un homme de l'art et il serait suprêmement imprudent et dangereux pour les gens du monde de se livrer à une cure par les sources iodées au mépris des avis et des conseils des praticiens, seuls aptes à conduire un traitement de cette importance.

Si l'intervention du médecin est à conseiller dans toutes les stations, reconnaissons que c'est surtou dans les sanatoriums de cette espèce que son expérience et ses lumières constituent le guide le plus sûr pour la direction du traitement.

SOURCES ARSÉNICALES.

Pour les indications nous renvoyons au chapitre qui traite d'une cure à Court-Saint-Étienne.

En dehors des eaux de Court-Saint-Étienne, les plus riches du monde, nous avons encore :

Plombières, dans les Vosges, contenant 5 milligr. d'arsenic par litre. Cette station eut l'honneur de recevoir fréquemment l'empereur Napoléon III qui fit agrandir son établissement balnéaire, un des plus beaux de l'Europe. La thermalité y varie de 15 à 65 centigrades.

La Bourboule, dans le Puy-de-Dôme, contient 14 milligrammes d'arséniate de soude par litre d'eau.

Le Mont-Dore, dans le même département, fournit 5 milligrammes comme les sources de Plombières. Balzac y conduisit son héros poitrinaire qui lui fournit le sujet de *la Peau de chagrin*. Les sources de Vichy (Allier) accusent la présence de 3 milligr. d'arséniate de soude par litre. Elles sont alcalines.

Toutes ces cures exigent le contrôle et la direction du disciple d'Esculape.

SOURCES ALCALINES.

A petites doses, les alcalins, se transformant en chlorures dans l'estomac, stimulent la digestion et la nutrition. Ils sont donc eupeptiques.

A hautes doses, de 4 à 6 grammes et au delà, les alcalins fluidifient les liquides organiques; ce sont des dissolvants qui, à la longue, désorganisent et jouent le rôle de cachectisants.

Leurs effets physiologiques et thérapeutiques varient donc du tout au tout d'après la dose assimilée.

L'emploi des eaux alcalines et la durée de la cure aux stations qui fournissent ces sources, se régleront donc sur les indications des cas particuliers et derechef le médecin sera appelé à régler la cure et à prendre la direction du traitement.

Les sources minérales alcalines sont indiquées dans le catarrhe des voies digestives et dans les formes dyspeptiques : ici on les prescrit à dose modérée qui se maintient dans les limites de 2 à 3 grammes par jour.

Dans les états pléthoriques, les congestions du foie, les états visqueux des voies digestives et respiratoires avec expectoration grasse, adhérente aux tuyaux bronchiques, comme dans la lithiase acide, on prescrira les eaux alcalines à haute dose.

Indiquons les stations les plus connues :

Vichy, dans l'Allier, au centre de la France. Mme de Sévigné l'illustra par son séjour tout autant que Napoléon III. Vichy fournit au moins six sources thermales, à température de 33 à 45° centigr. La base minérale est le bicarbonate de soude. Les sources désignées sous le nom de Grande Grille, Petit Puits Carré, Grand Puits Carré, de l'Hôpital, des Acacias, de Lucas, des Célestins, fournissent toutes par litre d'eau et à quelque fraction près, 5 grammes de carbonate de soude avec un demi-litre de gaz acide carbonique. Il y a des traces très prononcées d'oxyde de fer et de silice, à côté d'un gramme de chlorure et de

sulfate de sodium. Il y a même des indices de phosphates calcaires, d'iodures et d'arsenic dans les sources
de la Grande Grille, de Brosson, des Dames et de
Hauterive. Certaines sources sont franchement arsénicales et alcalines.

Ems, dans le duché de Nassau, est le Vichy de l'Allemagne et, comme ce dernier, le rendez-vous des
têtes couronnées et des illustrations du monde politique, intellectuel et financier. Le principe minérali-
sateur est le même qu'à Vichy et la thermalité y
accuse jusqu'à 55° centigr. Meyerbeer, dans ses
courses à dos d'âne, y médita, comme à Spa, quelques-unes de ses grandes œuvres. Comme à Bade et
à Monaco, on y tolère les jeux de hasard, depuis
longtemps supprimés à Spa. il n'y a d'ailleurs que
l'aristocratie qui s'y livre à cette funeste passion.

Tœplitz et *Carlsbad*, en Bohême (51 à 73° C.);

Evian, en Savoie;

Saint-Alban, dans la Loire;

Saint-Nectaire, dans le Puy-de-Dôme;

Vals-en-Ardèche complètent le cadre des stations
alcalines.

SOURCES ACIDULES.

Tempérantes et modératrices du mouvement de
nutrition. Conviennent dans la pléthore et certaines
congestions actives et la lithiase alcaline. L'acide
carbonique libre y constitue l'élément acidule.

Citons *Condillac*, dans la Drôme, illustré par le
célèbre météorologiste Mathieu de la Drôme;

Seltz, dans le Nassau;

Chateldon, dans le Puy-de-Dôme;

Lippoldsau, sur la lisière de la Forêt-Noire ;
Pougues, en Nivernais.

Notons que les eaux gazeuses à bicarbonates alcalins, prises à jeûn, jouent très bien le rôle d'eaux acidules et acidifient le sang et les urines. Ainsi Vichy et Ems peuvent se prêter à cette médication.

SOURCES PURGATIVES.

Dans les obstructions des viscères abdominaux, la constipation, les hémorrhoïles, la torpeur intestinale et les états pléthoriques, on agira sagement à recourir aux eaux minérales purgatives, à sulfates de soude et de magnésie.

A côté de l'eau de mer dont nous avons parlé, signalons les sources les plus usitées.

Sedlitz, Pulna, Hunyadi-Janos et Hunyadi-Lâszlô, en Bohême ;

Miers, dans le Lot ; toutes à base de magnésie, s'exportent dans toutes les contrées du monde et se conservent admirablement.

La source Elisabeth, de Hombourg, Nauheim, Wildungen et Wilhelmsbad, en Allemagne, fournissent des eaux minérales mixtes ou purgatives, qu'on utilise aux mêmes fins.

On trouve ces eaux toujours très fraîches à la succursale de la Compagnie fermière de Vichy, 30, rue Neuve, Bruxelles.

CONCLUSION PRATIQUE.

Plus la population se condense et plus la lutte
pour l'existence s'accentue et réclame une somme
d'activité et de vigilance plus considérable. Les
fatigues amenées par des labeurs excessifs, sinon
les déceptions, les chagrins, les déboires et les
tracas de toute espèce, abattent et le moral et le
physique. La dominante de la constitution dans
l'espèce humaine, considérée dans une quelconque
des nations européennes, accuse la baisse de la
vigueur physique et cela, en majeure partie, parce
qu'on veut faire rendre à la culture intellectuelle
ce qu'on dédaigne de demander au travail corporel. Le culte du veau d'or constitue la religion universelle ; tous sacrifient sur l'autel de Mammon
et la possession de la fortune est l'objectif constant qui polarise nos convoitises et les fixe. Pour
arriver, comme on dit, il n'y a que l'instruction et
le travail de la tête qui puissent valoir. On sacrifie
le corps à l'esprit et on encombre les carrières
libérales d'éléments sociaux d'autant plus redou-

tables que dans l'éventualité de l'insuccès et des déceptions, ils peuvent mettre au service de leurs ressentiments contre la société des armes terribles qu'ils puisent précisément dans le genre d'éducation et dans les ressources de l'instruction qu'on leur a prodigués. Aucun lien religieux, aucune notion du devoir appuyée sur le respect de la Divinité ne retient ces masses intelligentes qui s'associent, s'organisent et conspirent contre l'ordre et la propriété. De là ces révolutions qui viennent comme un torrent tout submerger et renouveler la face du monde à travers le feu et le carnage.

Qu'on y prenne garde. La société se trouve sur une pente qui descend avec rapidité vers l'abîme et nous sommes convaincu que le bannissement du dogme de l'Existence de la Divinité de l'enseignement public (1) constitue le moyen le plus sûr de conduire les générations vers la Révolution et le renversement de tout ordre social. Qu'on se souvienne du socialisme des basses classes, du nihilisme et des associations secrètes basées sur l'émancipation de la conscience humaine, l'indé-

---

(1) Nous espérons bien que, quelque soit la couleur politique des partis au pouvoir, jamais aucun gouvernement ne commettra la folie de bannir de l'enseignement officiel le dogme de l'existence de Dieu dont la profession constitue le minimum de l'instruction religieuse et se trouve être le principe fondamental de toute religion non moins que la base de toute morale privée ou sociale.

pendance civile absolue et la liberté poussée jusqu'à la licence.

Notre rôle n'allant pas jusqu'a politiquer et à nous établir en réformateur des institutions sociales, nous nous contenterons de signaler les abus et les dangers de la situation et de rappeler à nos frères l'obligation qu'ils ont en tout temps de soigner, à côté de l'esprit, le développement organique du corps.

Revenant à cet objet, *la réforme de la constitution*, nous dirons avec une profonde conviction établie sur des données scientifiques exactes et basée sur notre expérience personnelle, que le *traitement reconstituant* par l'hygiène, la gymnastique, le grand air, la médication restaurative au moyen des pilules hématogènes et des préparations aux phosphates et aux hypophosphites, s'impose et dans la plupart des maladies et dans les états prochains de maladie. Leur emploi sagement réglé préviendra beaucoup de phtisies ou consomptions, d'anémies, de maladies débilitantes et d'affections nerveuses caractérisées généralement par l'épuisement du sang et la réduction de la force vitale.

Un fait non moins patent, c'est qu'à côté de l'insuffisance constitutionnelle il y a beaucoup d'états caractérisés par des humeurs de mauvaise nature, par ce qu'on appelle des impuretés de sang. Cette altération des fluides nutritifs prédispose aux maladies de la peau, des viscères, du foie, des intestins, des organes de la génération et amène à la longue des cachexies et des diathèses qui font le désespoir des malades et des médecins. Les maladies honteuses se recrutent surtout dans les constitutions sujettes à des flux ou écoulements qui trahissent l'âcreté des humeurs.

Dans notre pratique nous avons toujours soin d'associer les dépuratifs au traitement spécifique de chaque cas et nous sommes arrivé à pouvoir adopter une formule qui repose sur l'emploi de quelques-unes des plantes dépuratives les plus actives, telles que le sassafras et la bonne salsepareille de la Jamaïque dont les vertus médicatrices sont encore mises en relief par l'association d'une dose modérée d'iodure de potassium, le médicament par excellence pour agir sur le système lymphatique et les glandes destinées à épurer le sang. J'ai confié ma formule et le mode de macération des plantes à M. Delacre qui se chargera de fournir un élixir dépuratif aux personnes qui lui en feraient la demande. Ne voulant pas faire de réclame pour ce produit afin de le rendre accessible à toutes les bourses en ne le grèvant pas du coût ruineux d'une publicité insatiable et patronnant indistinctement le bon et le mauvais, nous conseillons aux personnes qui seraient affligées de maladies contagieuses, de lèpre ou de dépôts dans les viscères et organes, d'empoisonnements par les métaux, de catarrhes et d'âcretés, d'écoulements impurs,... de s'adresser à la pharmacie Delacre, Montagne de la Cour, 80, à Bruxelles, et de lui demander quelques flacons *d'élixir dépuratif selon la formule du Dr J. Vindevogel*. Une courte instruction accompagnera les flacons et règlera leur usage dans chaque cas particulier.

Notre cabinet de consultation, Avenue de la Toison d'Or, 103, Bruxelles, est à la disposition des clients, de 10 heures à midi, tous les jours, mais spécialement les *mercredis, samedis* et *dimanches*, jours auxquels nous nous sommes imposé l'obligation de ne pas nous absenter.

RENSEIGNEMENTS UTILES.

Maladies articulaires; engourdissement et dépôts aux articulations; goutte et rhumatisme, gravelle et calculs.

Après un traitement infructueux par d'autres médications, nous engageons les intéressés à écrire à l'auteur de ces pages ou à la pharmacie anglaise de M. Ch. Delacre, à Bruxelles, pour exposer le cas et demander ce qu'il reste à faire. Le traitement dépuratif et excitant des systèmes articulaires — sous forme de pilules et d'élixir anti-arthritiques — institué d'après les indications des plus grands maîtres, a fourni des preuves manifestes de son efficacité dans des cas qui semblaient défier les ressources de l'art. Envoi franco de la brochure explicative sur demande affranchie. Le traitement complet, consistant en huit flacons d'élixir et deux boîtes de pilules, est fourni contre un mandat de soixante francs. On ne désire pas traiter avant que l'intéressé n'ait eu tous ses apaisements sur la valeur des préparations qui ne sont pas des remèdes secrets. Prière de soumettre la brochure explicative au médecin traitant qui jugera de la nature des préparations et réglera leur emploi. (Voir l'exposé de l'arthritis, p. 128.)

Adresses : M. le docteur J. Vindevogel, avenue de la Toison d'or, 103, Bruxelles. — Pharmacie Delacre, Montagne de la Cour, 80, Bruxelles.

PRODUIT RÉGÉNÉRATEUR DU SANG.

Les personnes qui ont le sang affaibli et qui ne peuvent user des sources minérales ferrugineuses; celles qui font des maladies d'épuisement, telles que la chloro-anémie ou les pâles couleurs, la danse de Sᵗ-Guy ou la chorée ; qui sont tourmentées de fleurs blanches, de menstruations irrégulières, douloureuses, leucorrhéiques ; qui sont sujettes à des digestions laborieuses, faute de sève nutritive, et se trouvent ainsi dans des états prochains de phtisie et de tuberculose ou de maladies consomptives, pourront échapper à ces graves et périlleuses situations en faisant usage des PILULES HÉMATOGÈNES qu'on peut se procurer chez M. Delacre, pharmacien, Montagne de la Cour, 80, à Bruxelles. Nous avons traité au long de la valeur de cette composition ; inutile donc d'y revenir. Une cure complète d'une affection avec débilitation du sang exige de 2 à 5 boîtes de pilules, à fr. 4,50 la boîte de 100 pilules. Envoi de chez M. Delacre contre mandat postal. — Pour faire preuve de désintéressement, nous engageons tous les malades à recourir d'abord aux autres préparations ferrugineuses. Nous n'ambitionnons que les cas désespérés qui n'ont pu trouver du soulagement par d'autres produits. Cette concession faite aux produits concurrents, même aux remèdes secrets qui auraient à perdre à voir leur formule divulguée, nous sauvera du reproche de faire de la réclame intéressée. Notre formule est connue et gagne à être jugée par le corps médical et par les applications cliniques. Nous répétons que nous avons pour objectif le patronage de la science et de l'art et que l'amour de l'humanité souffrante est le grand mobile de nos actions.

Parmi les préparations spéciales fournies par l'art pharmaceutique aux consommateurs de toutes les conditions, nous pouvons signaler encore les *vins et les élixirs alimentaires* préparés avec les principes nutritifs de la viande, les ferments digestifs et les sels qui entrent dans la composition des tissus et du sang animal.

Le *pharmacien chimiste, M. Th. Defresne, Rue des Lombards, 2, à Paris,* a spécialement étudié cette question et a réalisé des produits qui se trouvent dans toutes les pharmacies. On prend *l'élixir ou les vins-peptones Defresne* aux repas, de une à deux cuillerées qu'on noie dans du vin, de l'eau rougie, de l'eau pure, ou sucrée, ou aromatisée. Ces préparations facilitent la digestion et doublent la valeur nutritive des repas. Elles conviennent spécialement dans les états accompagnés de torpeur digestive, de faiblesse, de dyspepsie gastro-intestinale, dans les convalescences et les états morbides caractérisés par la dépression de la nutrition.

ÉLÉMENTS DIGESTIFS

Lactopeptine Richards, de Londres.

Nous avons signalé la *lactopeptine Richards* dans le cours de l'ouvrage. C'est le digestif artificiel préparé avec les ferments digestifs extraits des sucs salivaire, stomacal et intestinal et renforcés par les produits chimiques qui concourent à transformer les matériaux alibiles et à les dissoudre pour faciliter leur absorption et leur assimilation.

On conçoit que la lactopeptine trouve ses indications dans toutes les formes de dyspepsie, de torpeur digestive, de défaut de transformation des aliments.

Voici la composition exacte de cette poudre qu'on trouve dans toutes les pharmacies.

Sucre de lait	40 onces	(1250 grammes)	
Pepsine	8 onces	250	—
Pancréatine	6 onces	185	—
Diastase	4 drachmes	7	—
Acide lactique	5 fl. drachmes		
Acide chlorhydrique	5 »	»	

N. B. — Cette traduction en grammes est exacte à une légère fraction près.

On en prescrit, suivant l'importance du repas, une prise variant de 25 à 75 centigrammes. Ce mélange est quatre fois si actif que la pepsine dont on peut estimer la sécrétion par repas au poids de 2 grammes au maximum.

18.

BISCUITS DÉPURATIFS.

Le docteur Ollivier, ex-chirurgien des armées, frappé des ravages exercés par certaines maladies à manifestations objectives, et des inconvénients attachés à l'administration des remèdes pharmaceutiques, imagina de combiner les remèdes actifs avec une base organique, végétale ou animale. Ces essais furent couronnés de succès et aboutirent à la fabrication des *Biscuits dépuratifs* dont le terme désigne suffisamment l'emploi.

Favorablement jugés par l'Académie de médecine de Paris, comme produits d'une composition constante et honorés d'une récompense nationale, les *Biscuits dépuratifs* du Dr Ollivier furent prescrits avec succès, à la dose moyenne de 3 à 5 par o ur, dans les états morbides relevant de scrofules, de maladies cutanées ou d'herpétis et d'infection siphilitique où ils remplacent avantageusement les prescriptions mercurielles.

Dépôts aux pharmacies Delacre, Montagne de la Cour, à Bruxelles et Carez, à Mons.

—

Pour tout traitement spécial, nous insistons sur la nécessité de faire appel aux lumières et aux avis du médecin traitant, seul apte à conduire le traitement avec succès.

L'EXTRAIT DE MALT,

DE MM. ALLEN ET HANBURYS, DE LONDRES,

ne contient pas seulement les principes nutritifs de
l'organisme animale mais constitue en son intégra-
lité un aliment azoté et hydrocarboné, donc anti-
phtisique des plus efficaces et des plus agréables
à prendre. Il se transforme, sous l'influence des
ferments physiologiques, en éléments quaternaires
et adipeux, et constitue ainsi comme une sorte de
magasin d'approvisionnement pour la combustion
organique. Il remplace l'huile de foie de morue et
les matériaux alibiles féculents et graisseux, étant
incomparablement plus digeste et voire même plus
économique que ces aliments.

Nous le prescrivons avec confiance dans les
états de dénutrition de phtisie et de tuberculose,
chez les enfants malingres, les poitrinaires, les
convalescents et généralement dans tous les états
de faiblesse organique accompagnés d'émaciation.
C'est en un mot un *pabulum vitæ* de première nécessité. L'extrait de Malt n'est pas un remède secret, mais tout simplement du Malt condensé par
des procédés industriels qui respectent les propriétés fermentitielles propres au Malt et lui conservent toute sa puissance nutritive en l'élévant à
son maximum de concentration. (Voir au surplus
les comptes-rendus élogieux des journaux: *the*

British medical Journal : 1er mai 1880. *The medical Times and Gazette*, 22 novembre 1879. *The London Medical Record*, 15 décembre 79. *The medical press and circular*, 14 janvier 1880.

Dépôt chez M. Delacre, Montagne de la Cour, 80, Bruxelles.

En flacon, de 3 et 5 fr., avec prospectus indiquant le mode de l'emploi.

MALTINE.

L'industrie pharmaceutique a doté l'humanité souffrante d'une série de produits opposés aux états de dystrophie organique. Trois médailles d'or et une récompense de mérite obtenue à l'exposition internationale de médecine, à Londres, en 1881, proclament l'excellence des produits dits **Maltine**, ou extraits d'orge, de froment et d'avoine.

Cet extrait, très nutritif en soi, sert de base ou d'excipient à divers ingrédients thérapeutiques qui s'adressent à des indications spéciales, à des états morbides variés. On obtient ainsi la *Maltine aux peptones* pour les affections débilitantes à digestions laborieuses, la *Maltine à l'huile de foie de morue, avec ou sans pancréatine et phosphates*, pour les poitrinaires et les constitutions délicates accusant une absence d'éléments graisseux ou des maladies osseuses et tuberculeuses, la *Maltine aux hypophosphites et phosphates*, la *Maltine aux ferments digestifs* (pepsine et pancréatine), la *Maltine-vin aux mêmes agents* pour les formes dyspeptiques, les vomissements incoërcibles de la grossesse, les diarrhées infantiles et les états de constipation, la *Maltine-vin*, la *Maltine-viande et fer*, pour les états anémiques, la *Maltine à phosphates, fer, quina et strychnine*, préparation toni-nutritive complexe, la *Maltine ferrugineuse* et la *Maltine-gerbine*, succédané de l'huile de foie de morue, quand surtout celle-ci est mal tolérée, comme c'est souvent le cas, enfin la *Maltine dépurative aux altérants* : iode, *brome et chlore*.

Tous ces produits obtiennent une vogue croissante et sortent de la fabrique « the Maltine manufacturing company, limited » 24 et 25, Hart street, Bloomsbury, London, W. C.

Agences générales : Pharmacie anglaise Ch. Delacre, Mont. de la Cour, 80, Bruxelles.—Pharmacie Vande Goorbergh, à Breda, pour la Hollande. — Pharm. Béral, à Paris, pour la France.

Produits alimentaires et nutritifs
Ch. DELACRE

Le pharmacien-chimiste Ch. Delacre (Usines à Vilvorde; détail, rue de la Madeleine, 51, Bruxelles) a réalisé de très bons produits alimentaires avec les éléments nutritifs fournis par la viande et le cacao. Nous utilisons spécialement :

1° Son *extrait de viande*, marque du bœuf couché, honoré de diverses distinctions aux expositions. On l'emploie en bouillon, potages, pour remonter les mets et les ragoûts. Il est nourrissant sous petit volume et très économique en même temps : il y a là la quintessence de la chair animale.

2° Son *cacao* en poudre : c'est la fève du cacao dépouillée de son huile. On en fait une boisson nutritive très agréable pour le déjeûner. Aux poitrinaires et aux gens amaigris nous prescrivons le chocolat Delacre et surtout son

3° *Chocolat à l'extrait de viande*, contenant 3 pour 100 de principes nutritifs très digestes, empruntés à la chair animale et introduits dans les tablettes de chocolat. Les estomacs faibles supportent généralement très bien l'usage de cette bonne préparation. Qu'on se souvienne qu'en fait d'alimentation, l'essentiel n'est pas de manger beaucoup mais de bien digérer et d'assimiler ce qu'on absorbe par la bouche. Ces préparations spéciales ont été étudiées à ce point de vue et s'imposent à la fois aux palais délicats et aux estomacs capricieux.

Voir, pour les divers modes de préparation et le dosage, les prospectus qui accompagnent les produits spéciaux.

TABLE DES MATIÈRES.

OUVRAGES DU MÊME AUTEUR

Phtisie et tuberculose — pathogénie et
traitement 4 00
Le Répertoire des traitements nouveaux:
1882, 2ᵉ édition 1 50
Les enseignements de la statistique au
point de vue médical (brochure in-8°) . . . 0 50
Le petit Guide du poitrinaire 0 50
Le journal de médecine l'Organe de la Con-
fraternité médicale, volume de 380 pages
in-8° par an, en deux livraisons par mois . . 4 00

Ecrire à l'auteur, Avenue de la Toison d'or, 103, à
Bruxelles.